マスクを外して
深く呼吸しよう!

中国武術由来の身体操法 と 西洋医学のエビデンス が織りなす
長寿時代の健康的な呼吸法

はじめに

今だから知っておきたい長寿時代の健康呼吸法

　人生は呼吸に始まり呼吸に終わると言われます。本書では活用すれば必ず幸せになる「呼吸」をご紹介したいと思います。

　新しく手に入れた本を読み始めた瞬間。あなたは比較的落ち着いた時間を過ごしています。そう、今この瞬間、あなたは無意識のうちに安静時呼吸をしているはずです。フィットネスジムで汗を流しながら本を開いているひとはまずいないでしょうから。

　安静にしているとき一息で吸ったり吐いたりする空気は500ml程度。体格にもよりますが、ペットボトル一本分ぐらいです。その吸い込んだ空気、私たちは身体の構造上３分の２程度しか活用できません。そして運動などで呼吸が荒くなると場合によっては換気効率が悪くなったりすることもあります。優れた機能の道具でも使い方が未熟であればその機能は発揮されません。こと呼吸に関してもしかり。

　ひとは生涯にわたって呼吸を続ける必要があります。それは活きている証しと言える身体活動で、身体が必要とする酸素を取り入れ、不要になった二酸化炭素を体外に排泄する作業。生きてい

くための生理現象のひとつである呼吸ですが、それを本人が意識することなく行えるように私たちの身体はできています。

　しかしその呼吸機能、みなさんご存じのように自律性の呼吸だけでなく意識的な呼吸もできるようになっています。これが大事なのです。つまり、ふつうは無意識のうちに行われ、必要とあらば自分でもコントロールできる。仕事が忙しくて呼吸を忘れてた…なんてことはおきません。そして、呼吸は身体動作の一形態であり、さまざまな日常動作と関連しています。それは自分の身体の問題だけでなく、他のひととの関係にも波及します。「呼吸を合わせる…」とか言われる使い方でわかるように、呼吸にはひととのコミュニケーションにかかわる機能もあったりします。

　なぜそのような機能や役割があるかと探っていくと、とても興味深い事実が見えてきます。本書はそれらの事実の中から生きること・生活すること・体形の矯正にも役立つ意識呼吸の方法をまとめて提案するものです。一般に言われている呼吸法もこのカテゴリーに入ります。

　哺乳類の成り立ちを背負った私たちの身体は、二足歩行を獲得したことによって頭部、頸部、胸腔、腹腔と縦に連なる積層構造とその左右に付着する四肢という身体構造を手に入れました。

この身体構造は、全身を支えながら移動を実現する下肢と独立して作業をする上肢のまとめ役として体幹運動の要となる呼吸器を配置することになりました。

　重要なことは、身体の中心にあって呼吸に関する構造物（呼吸筋群と呼吸にかかわる骨格）は身体活動に多大な影響を及ぼす力量があるという事実です。

　呼吸を意識的にコントロールすることで、身体能力の向上や精神活動へのメリットなど、私たちは様々な恩恵を受けられる可能性があるのです。

　呼吸は誰もが教えられなくてもできることですが、だからこそ知っておいて損しないコツがたくさんあります。

　本書は呼吸をコントロールすることで得られるメリットや方法をひもとくことで、読者の皆さんの生きる活力を高め、長寿時代を生き抜くヒントとしていただくことを目的としています。

　呼吸は誰でもできること。必要なのは時間と空間、そして意識。お金はかかりません。だからこそもっと活用していただきたいと考えます。呼吸を活用することは人生を活用する力を得ること。

　さあ楽しみましょう。

2023 年 9 月　共同執筆者　一同

4

共同執筆者 略歴

雨宮隆太（あめみや・りゅうた）

山梨県出身。医学博士。雪谷大塚クリニック院長、東京医科大学客員教授、茨城県立中央病院名誉がんセンター長、日本呼吸器学会認定呼吸器専門医・指導医、日本胸部外科学会・日本呼吸器外科学会認定呼吸器外科指導医、日本医師会認定産業医、第29回日本呼吸器内視鏡学術集会会長、元筑波大学臨床教授、元杏林大学客員教授、日本医師会認定健康スポーツ医、日本スポーツ協会公認スポーツドクター、楊名時太極拳師範、NPO法人日本鞭杆協会理事、日中太極拳交流協会顧問、日本空手道琉球古武道真光流拳生会次席師範。

橋 逸郎（はし・いつろう）

愛知県出身。中部学院大学短期大学部特任教授。楊名時太極拳師範。中部内家拳研究会代表。NPO法人鞭杆協会理事。東海ホリスティック医学振興会理事。愛知県武術太極拳連盟理事。半田市健康太極拳協会代表。著書：楊進との共著『新版健康太極拳規範教程』、雨宮隆太との共著『太極拳が身体に良い理由』『健康太極拳エクササイズ』等。訳書に『健身気功八段錦』『原典 練功十八法』（ともにベースボール・マガジン社）がある。

海老諭香（えび・ゆか）

岐阜県出身。人間福祉学修士。中部学院大学短期大学部准教授。日本福祉大学福祉経営学部卒業、中部学院大学院修士課程（人間福祉学）修了。高齢者施設で介護福祉士として勤務。その後、中部学院大学職員兼実習指導講師として教育に携わり、現在に至る。介護福祉士、社会福祉士。

監修者 略歴

楊 進（よう・すすむ）

京都府出身。薬学修士。楊名時太極拳始祖・楊名時師家の長男で後継者（京劇で有名な「楊令公」の子孫で山西楊家41代）、NPO法人日本健康太極拳協会理事長、太極学院院長。内家拳研究会主幹。幼少より太極拳を楊名時に、系意見を王樹金に学ぶ。数少ない李天驥の直弟子のひとり。著書：『新版健康太極拳規範教程』（ベースボール・マガジン社）、太極拳の古典を解説した『太極拳経解釈 至虚への道』（二玄社）、訳書に『健身気功・易筋経』等多数。『推手入門』等ビデオ、DVD作品も多数ある。

CONTENTS

〔デザイン〕ギールプロ　石川志摩子　〔イラスト〕はやしゆうこ
〔編集〕編集スタジオとのさまがえる

理論編

Part

①

呼吸の
お役立ち事項

呼吸は生きていく上で必須の生理活動ですが、
うまく活用することで健康法としてとても有効です。
まずは呼吸法がどのような場面で
どのように役に立つかを見ていきましょう。

1. 呼吸法は見た目を整える

　呼吸は新鮮な酸素を体内に取り入れるための身体動作ですが、換気をするために活躍する筋群はすべてが身体動作にかかわります。それらの筋の多くは姿勢維持筋として活動します。

　新鮮な空気をたくさん胸郭に取り入れるために吸気の補助をする筋（吸気補助筋と言います）は主に首から背中側を中心とした広い範囲に分布します。それらの筋は吸気の補助をするとともに良い姿勢をキープする能力（姿勢維持筋とも呼ばれます）も持ちます。つまりこれらの筋は呼吸補助筋として、また姿勢維持筋として、重複した役割を担っているのです。

　図1はスパイログラムと呼ばれる肺に出入りする空気の量をグラフにしたものです。このグラフの基準値から最高値までの差（図示A）がそのひとのもっともたくさん息を吸い込める量です。これを最大吸気量と言います。安静時に吸気で活躍するのは主に横隔膜ですが、それより多くの息を吸うためには外肋間筋が、さらに多くの息を吸うためには吸気補助筋がはたらきます。そしてそれらの吸気補助筋は呼吸を補助するとともに姿勢を維持するためにも活躍する力を発揮するのです。

　吸気で活躍する筋とは逆に呼気で活躍するのが内肋間筋や腹筋などの呼気筋、呼気補助筋です。これらは主に身体の前側にあり、息を吸っているときには緩んでいますが、意識的に息を吐くときには強力に活動します。この呼気にかかわる筋群も姿勢を維持するために重要な役割を担います。

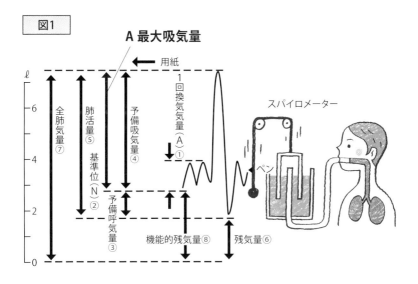

図1

A 最大吸気量

これらのことから、呼吸する力が充実することは姿勢を維持する能力に直結していることがお解りいただけると思います。呼吸力が向上すれば姿勢を正す能力も向上するわけです。吸気筋群は姿勢維持に多大な影響を及ぼしますから、吸気筋群を鍛えることは見た目を整えるために有効なことはお解りいただけたと思います。では呼気筋群はどうでしょうか。

吸気筋群は姿勢を伸ばすはたらきをしますが、呼気筋群は身体を引き締めるはたらきをするのです。腹腔・胸腔を引き締めて息を十分に吐き出すはたらきをするわけです。身体を引き締める、つまり体形を維持するために呼気筋群は重要なはたらきをするわけです。

呼吸法で意識的に呼吸力を向上させることによって姿勢を維

持・矯正する力がつきます。それと同時に体形を維持する力もつきます。もっとも重要なことは姿勢についても体形についても、維持する力と同時に自己矯正する力もつくことです。

　呼吸法で呼吸力を高めることは、見た目、つまり姿勢や体形の自己矯正能力を培うことでもあるのです。

　ここで実践例をご紹介しましょう。

◉あなたは腕を真上に伸ばせるか？
　姿勢に効く簡単な呼吸ストレッチ

　呼吸と姿勢・動作の連係について、もうひとつ簡単で具体的な例を挙げましょう。それは肩の動きです。

　よく「肩で息をする」と言われます。運動した後、息が上がって荒い呼吸になっている状態のことです。

　肩は胸郭のすぐ上にあり、肩を上げる動作は肋骨の上端を引き上げることにもなります。そのため無意識のうちに胸郭内の肺も上に広がるのです。実際には、肩で息をしているように見えても多くの場合胸郭の上下運動が激しいので、その上にある肩が上下しているように見えている場合がほとんどです。でも肩を上げると息を吸うことになるのは事実。それだけでなく、腕を上げる動作も吸気につながります。

　図2のように、身体の脇に垂らした腕を真横に水平に上げてみてください。その動きをするとき身体は自然に息を吸おうとします。真横に上げた腕を、さらに高く真上に上げてみてください。

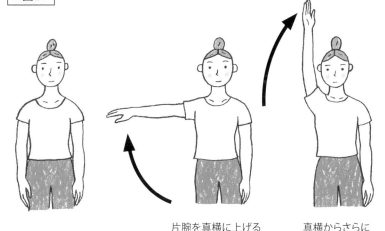

図2

片腕を真横に上げる

真横からさらに
真上に上げる

あなたの身体はさらに深く息を吸おうとするはずです。

　息を吸えるのは、片方の腕を真上に上げようとすると肩が上がるのはもちろん、肋骨の側部が蛇腹のように上に広がるためです。これは主に腕と肩甲骨が連動して動き、肩甲骨と肋骨側部をつなぐ前鋸筋が肋骨を上に広げる作用をするからです。前鋸筋が肋骨を上に引き上げると、その動きは肋骨の根元にあたる胸椎まで作用して、胸椎を横に彎曲させます。片腕を真上に伸ばすことによって、上げた側の胸郭は最大限に広がり、吸気がそちら側の肺の隅々まで行き渡るのです。

　両腕を同時に持ち上げてもそこまでは広がりません。片腕だけ上げることで上げた側の肺は最大に広がります。片腕ずつ真上に伸ばすこと。両方の腕を交互に行うこと、これをしっかりと実現

15

することはもっとも簡単な肺活量維持の方法です。

　ただし、片腕を真上に伸ばす…と言っても、実際に真上に伸ばすのは案外難しいことです。実際に多くのひとに実施していただいた経験から言えば、ほとんどのひとが片腕と言えども真上に伸び切らないのです。でも伸ばしきることで確実に呼吸力は向上します。

　呼吸法を云々する前に、腕を真上に伸ばしきる方法を体得してください。方法は案外簡単で効果的です。それは柱か壁の角を使うこと。柱か壁の角に体側を密着させて腕を上に伸ばします。1回 10 秒、できれば 20 秒かけてストレッチする要領で伸ばしてください。もちろん左右交互に行います。左右1セットとして1日2〜3セットを目標にしていただければよいでしょう。

　コツは身体と腕の垂直を確かめること。できれば他のひとに垂直を確かめてもらうと良いでしょう。そしてストレッチし始めたら特に伸ばしている側の脇腹や肩をよく緩めること。余分な力を意識して抜くことは呼吸法にとってもっとも重要な要素です。簡単な動作から慣れていってください。

2. 呼吸法は動きを変える

●呼吸で運動学的に理想な体形になると 体の動きが変わってくる

前項で呼吸にかかわる筋は多種多様であることを述べてきました。ここでは日常動作を含めて運動にかかわることと呼吸の関係をもう少し掘り下げてみたいと思います。

Hodges（オーストラリア）の論文[注]によると、四肢を動かす動作において最初に活動をはじめるのは腹横筋、内腹斜筋であるとされています。腕を上げる動作の主動作筋は三角筋ですが、実際には腕を上げるために三角筋が活動をはじめる前に、上げる方の腕と反対側の腹横筋が活動をはじめるのです。

先の論文ではこのことをより詳細に観察しています。それによると、上肢の運動だけでなく下肢でも同様の活動が見られるとのこと。腹横筋は上肢運動の 0.03 秒前、下肢運動の 0.11 秒前に他の筋に先立って活動（収縮）を起こすとされています。

さらに興味深いのは、コルセットのように側腹壁にある腹横筋の活動に加えて腹腔の天井にあたる横隔膜も同時に活動をはじめることです。それだけでなく背骨周りにある背側の多裂筋や側壁の内腹斜筋、腹腔底部にあたる骨盤底筋群までも活動を起こすことがわかっています。これらの筋は**図3**のように背骨を含めて腹腔を取り囲むように配置された筋群で、私たちはこの筋群を腹

注：Hodges PW and Richardson CA: Contraction of the abdominal muscles associated with movement of the lower limb. Phys Ther 77: 132-144, 1997

腔の「インナーマッスルボックス」と呼んでいます。

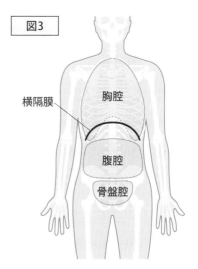

図3

横隔膜

胸腔

腹腔

骨盤腔

　四肢の動きは体幹に支えられていると言われますが、ヒトのあらゆる動作の基盤はこのインナーマッスルボックスにあるといっても良いのです。日常動作も含めて私たちの動作・運動はすべてインナーマッスルボックスを起点としているわけです。

　もうひとつ忘れてならないのは胸腔。インナーマッスルボックスのすぐ上にある肋骨に囲われた部位ですが、肋骨下部は横隔膜に直結しており、肋骨の動作筋である外腹斜筋、内腹斜筋はあらゆる動作で横隔膜と連動します。

　このように、体幹にある呼吸にかかわる筋群は四肢の動きに先立って身体を安定させ、動きの正確さを担保するはたらきがあるのです。

　呼吸にかかわる筋群が軟弱であれば、それらに支えられた四肢動作の正確性は保てません。逆に、呼吸にかかわる筋群を鍛えることで全身の筋を効果的に鍛えることができるのです。呼吸力を養うことは理想的な体形や筋活動バランスを得ることにつながります。呼吸力が向上すれば、それだけで身体の動きが変わってくるのです。

横隔膜と腹横筋は文字どおり私たちの身体の中心に位置します。位置するだけでなくあらゆる動作の起点でもあり、呼吸という生理活動の要でもあります。

　激しい運動をすれば呼吸が大きく荒くなるのは誰もが体感していることですが、その呼吸が動作の要となっていることを実感することはほとんどないと言っても良いでしょう。十分な運動を日常的に行っていれば、呼吸にかかわる筋群も必要に応じて鍛えられます。またそれで十分とも考えられます。しかしながら一定の呼吸力を維持しておくことは年齢とともに身体能力の衰えを食い止める有効な手段となり得ます。身体能力だけでなく基礎的な生理活動の要でもあるのですから十分に活用していきたいものです。

3. 呼吸法は心も身体も元気にする

◉自律神経の調整役、心の安定

　呼吸はふだん意識することなく行っています。少し頑張って運動したり、何かの刺激で緊張すると自然に呼吸は早くなります。これは誰もが持っている機能で、実際に呼吸の調整にかかわっている部位は呼吸中枢と呼ばれています。脳の中の「延髄」に呼吸中枢があり、同じ脳の中の「橋」と言われる部位にある呼吸調節中枢が呼吸中枢のサポート役として機能していると言われています。私たちが無意識のうちに行っている呼吸はこのふたつの呼吸中枢が自動的に働いてくれているわけですが、意識的に息をこらえてみたり、意識して深呼吸をしたりするときは大脳皮質が呼吸

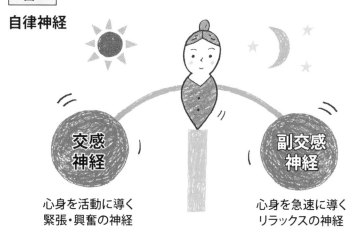

図4

自律神経

交感
神経

副交感
神経

心身を活動に導く
緊張・興奮の神経

心身を急速に導く
リラックスの神経

ふたつの自律神経は、環境や状況に応じて
揺れ動くことで健康のバランスを調整しています。

中枢に働きかけて行われます。

　生命の維持に必要な身体の機能をコントロールしているのが自律神経です。これは交感神経と副交感神経に分かれ、心臓や呼吸の働き、血圧や体温調節、胃腸の働きなどに作用します（**図4**）。自律神経も呼吸に大きくかかわり、肺にある受容器（神経センサー）からの刺激を延髄にある吸気中枢へ伝える役割もあります。また呼吸は、不安やストレスなど精神的な緊張や感情の変化などによっても影響を受け早くなったり荒くなったりします。

　気を落ち着かせるようにイメージすることや意識的に深呼吸して落ち着きを取り戻そうとすることは、交感神経支配に陥っている自律神経を副交感神経支配に変換するために知識や経験で培って得た方法なのです。呼吸による自律神経変化を見ると吸気時には血圧が上がり、呼気時には血圧が下がります。吸気時間に対し、

Part
①
呼吸のお役立ち事項

呼気時間を2〜3倍に長くして呼吸すると、収縮期血圧が10〜30mmHg徐々に下がって精神的にも落ち着きます。このことは呼吸法によって身体に生ずる変化の中で最も基本的な部分であり、誰もが使いこなせるメリットです。

　自律神経の乱れは頭痛、肩こり、不眠、倦怠感などさまざまな症状となってあらわれます。これらの症状を緩和するために腹式呼吸がよいと言われています。先の説明のように呼吸は無意識のうちに行われますが意識で制御も可能です。呼吸にかかわる神経リンクを活用して、自律神経が乱れたときに身体が落ち着いた状況を、呼吸を使って意識的に再現することで自律神経の乱れをコントロールできる可能性があります。腹式呼吸は別名「横隔膜呼吸」と呼ばれる身体が落ち着いた状態でいるときの呼吸です。横隔膜の収縮は吸気を促します。「横隔膜呼吸」と言うからには横隔膜がしっかりと働き、他の骨格筋がよく緩んでいることが重要で、腹式呼吸と呼べども「お腹」は横隔膜の動きが伝わって動くもので「お腹」が主役ではありません。

　このように、無意識のうちに行っているが意識的にもコントロール可能な呼吸は、交感神経と副交感神経のバランスを調整・回復させるためにも使える。つまり心のバランスを整える機能も持ち得るのです。

　呼吸法で心の安定を促すことができるとすれば、この特性は健康法としてさまざまに活用することができます。例えば、横隔膜は息を吸うときに緊張してお腹の方に降りてきますが息を吐くときは弛緩して上昇します。このとき肺の上昇を手助けするために

腹筋の力をうまく活用すると横隔膜はさらに弛緩しやすくなり呼気が増えます。詳しい方法は実技編で述べますが、横隔膜がよく緩むことで静脈が拡張しやすくなり、先に述べたように血圧が下がりやすくなります。

　運動習慣をつけることで高血圧症状が改善される可能性は指摘されていますが、米国では呼吸筋トレーニングを1日5分続けることで降圧剤を服用することと同程度に血圧を下げられるとの研究結果も発表されています。(注)

　以上のことから、呼吸法とりわけ横隔膜の働きは心の健康にも活躍する素地があることはご理解いただけたことと思います。横隔膜は文字どおり私たちの身体の中心にあり、あらゆる動作の源でもあること。横隔膜とその周囲の腹腔インナーマッスルボックスは運動をはじめる直前に活動して動きの安定を確保する重要な役割を持つことに加えて、横隔膜を主役とする腹式呼吸の重要な脇役として縦横に活躍します。これらの筋群が連携する力をうまく発揮できれば、私たちの健康に必ず役立つもので、しっかり活用することで得られる効果はお得なものばかりです。しかも呼吸法は誰でもいつでもできること。日常生活にぜひ活用して心と身体の健康維持に役立ててください。

注：Daniel H. Craighead（University of Colorado at Boulder）1日5分の呼吸筋トレーニングが血圧を低下させると発表。
Time-Efficient Inspiratory Muscle Strength Training Lowers Blood Pressure and Improves Endothelial Function, NO Bioavailability, and Oxidative Stress in Midlife/Older Adults With Above-Normal Blood Pressure

Part

2

知っておきたい
呼吸の基礎知識

さて、ここからは生活する上で知っておきたい
呼吸の基本事項を解説しておきましょう。
生まれてこの方誰に習ったわけでもなく
自然にしている呼吸ですが、
まったく知識なくてもできる半面、
知っていればお得なことがたくさんあります。
実践的な呼吸法に移る前に
まず呼吸の実際を知っておきましょう。

1. 知ればわかる呼吸の基本

●鼻からも口からも吸えるけれど…

　ふだん呼吸はあまり意識しないと思いますが、安静にしているとき私たちは無意識のうちに鼻で呼吸をしています。では安静ではないとき、例えば全速力で走った後など呼吸が早くなっているときは口でも呼吸していると思います。身体が大量の酸素を要求しているときは鼻だけでなく口でも息を吸わないと酸素の供給が追いつかないのです。

　口を開いたときの開口面積と鼻の穴のそれを比べれば違いは一目瞭然。口の方が大きく開くので多量の空気を吸い込むのに口はとても都合が良いと言えます。でも口で呼吸をするのは言わば非常手段。鼻の換気能力の補助的役割なのです。その理由は鼻と口の構造差にあります。**図5**にあるように鼻の奥には鼻腔と呼ばれる空間があります。鼻腔は鼻の穴の開口面積からは想像できないほど縦に広がる空間で、鼻甲介という三段からなる仕切りによって空間だけでなく表面積も広くとられています。

　鼻腔の内面は毛細血管を含んだ厚い粘膜に覆われ、そこは常に粘液が分泌されて湿潤な環境を保っています。豊富な毛細血管を流れる血液によって鼻腔を通る吸気は肺にたどり着く前に湿度を与えられて肺の乾燥を防ぎます。肺の中に流入した吸気は肺粘膜からも湿気を与えられることによって飽和（湿度100％）に至ります。私たちの肺の中はとても湿潤な環境にあるわけです。

　吸い込んだ吸気はガス交換の後、呼気となって体外に排出され

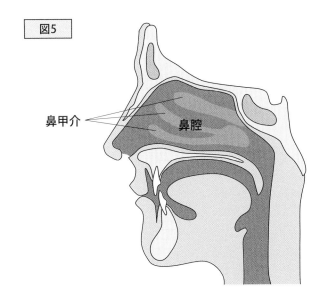

図5

鼻甲介

鼻腔

るのですが、そのとき鼻腔を通るとき一部の湿気は鼻腔粘膜に
よって回収され、次の吸気を湿らせるとき再利用されます。

　鼻腔は吸い込んだ空気に湿り気を与えて肺に流れ込ませること
で気管支や肺胞の乾燥を防ぐわけです。肺粘膜が乾燥すれば病原
菌やウイルスの感染力を高めることにつながるので、健康管理上
とても重要な機能と言えるのです。

　鼻腔粘膜には吸気の湿度だけでなく熱交換の機能も持ちます。
気温が低いときには吸い込む外気を暖めて肺が冷えることを防
ぎ、肺の健康を保ちます。

　呼吸の熱交換機能はとても重要です。例えば病気で体温が上昇
したとき息が荒くなるのは、肺の内部で体温によって暖められた
空気を呼気として吐き出し、体温より低い温度の外気を吸い込む

ことで深部体温を下げるはたらきをします。イヌが夏の暑い時に、口でハアハアとパンティングと言われる息をしているのは、汗腺が少ないために人間のように汗をかいて体温が下げられないために息による体温調節をしているのです。

　鼻腔の熱交換機能は肺に働きかけるだけではありません。私たちの顔の内側、鼻腔の脇には副鼻腔というかなり広い空洞があり、その内部は鼻腔とつながって呼吸を繰り返すたびに空気の流れで換気されます。

　副鼻腔の内側も鼻腔と同じように粘膜で覆われ、その表面から水分が蒸発することですぐ上にある眼窩や脳へ至る血管を冷却する役割を担います。

図6

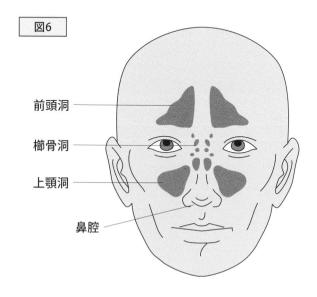

前頭洞

櫛骨洞

上顎洞

鼻腔

このように、鼻の内部の構造は肺の保護はもちろん、発熱したときの脳や体感深部の冷却など身体全体の健康維持にとても重要な役割を持つことがご理解いただけると思います。

口呼吸は大量の酸素を必要とする場合にとても有効ですが、ふだんはできる限り口呼吸を防ぎ鼻呼吸に徹する方が身体に良いと言えるでしょう。

呼吸法においても「鼻で息を吸って口で吐く…」と言われることもありますが、基本は「鼻で吸って鼻で吐く」こと。ですから鼻の健康も肺の健康と同じように重要ですし、口呼吸は口腔内を乾燥させるだけでなく、外部からの異物や病原菌・ウイルスを直接口腔や咽頭に運び入れるなど口腔内の環境を悪化させる要因になることも忘れてはなりません。

ただし、口呼吸によって例外的に良い効果を得る場合があります。次章で詳しく述べますが「口すぼめ呼気」がそれにあたります。息を吐くとき鼻の穴は窄めることができませんが、口は小さく細く窄めることができます。細くした口から息を吐くことで肺の中の圧力を高めて末端の肺胞まで換気しやすくなり、ガス交換の効率が高まります。

●肺活量ってなに？ 換気量との関係は？

私たちが息をしているときどれぐらいの空気を吸っているのでしょうか。肺活量ということばはご存じかと思います。ここでは私たちが呼吸によって吸い込む空気の量について解説しておきましょう。

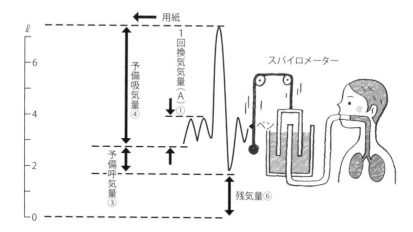

図7

肺活量とは、息を最大限に吸い込んでから肺から吐き出せる空気の量です。可能な限り息を吸い込んだとき、肺の中にある空気の量を全肺気量と言いますが、私たちの身体は肺に入った空気をすべて吐くことはできず、吐ききっても一定量の空気は肺に残ります。この残った空気の量が残気量です。

図7のスパイログラムをもう一度ご覧ください。

上下するグラフ曲線の小さな波の部分（①）は1回換気量と言われ、安静にしているとき肺に出入りする空気の量です。約500ml、ペットボトル1本分ぐらいの空気が出入します。

④は予備吸気量と言われ、安静時に吸う量を越えてさらに追加して吸い込める空気の量です。

③は予備呼気量と言われ、安静時に吐き終わったところからさ

らに努力して吐くことができる量です。

⑥は残気量で、最大に息を吐ききったときに肺の中に残っている空気の量です。

肺活量とは、このグラフの予備吸気量、1回換気量、予備吸気量を足した空気の量、つまり努力呼吸の最大値になるわけです。

吸気にかかわる筋群を鍛えることで予備吸気量を増やすことができ、呼気にかかわる筋群を鍛えれば予備呼気量を増やすことができます。このふたつが重なることで肺活量が増大します。

1回換気量の下端部分はニュートラルポジションと呼ばれます。なぜニュートラルかと言えば、この位置は吸気筋、呼気筋ともに力を出してない状態だからで、安静時はこのポジションから横隔膜をはじめとする吸気筋が収縮して息を吸い、吐くときは収縮していた吸気筋が緩んで身体がニュートラルポジションに戻ろうとする力で肺から空気を排出しているからです。

安静時は吸気のときだけ筋力を使い、吐くときは風船が萎むように肺と胸郭の弾力で空気が肺から出ていきます。

予備吸気量を増やすためには吸気補助筋を鍛える必要がありますが、呼吸補助筋は姿勢維持筋も兼ねるので肺活量を増やす努力は姿勢を整える努力でもあると言えます。

予備呼気量を増やすためには呼気補助筋を鍛える必要がありますが、もっとも強力な呼気補助筋はあらゆる動作の源であるインナーマッスルボックスです。肺活量を増やす努力は姿勢維持や安定して力強い動作の基礎になることがこのことでお解りいただけることと思います。

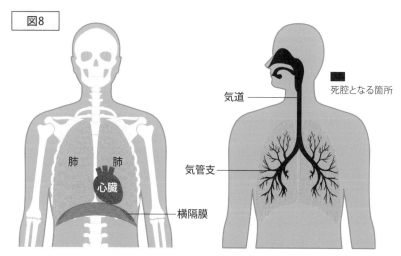

図8

肺　　肺

心臓

横隔膜

気道

気管支

死腔となる箇所

気道に留まって呼吸に関わらない
空気が150mlほどある。

◉吸い込んでも使えない空気がある

　1回換気量として安静にしているときに出入りする空気の量は約500mlと言われていますが、このすべてが肺でのガス交換に使われるわけではありません。肺でのガス交換は気管支の先にある肺胞と呼ばれる丸く小さな風船のような空気部屋で行われます。図8でしめしたとおり、1回換気量の中には肺胞まで届かず気道（咽頭や気管、気管支）にとどまる空気が150mlほどあって、その体積を除いた約350mlが実際安静時の呼吸にかかわる空気の量になるのです。この気道に残る空気の量を死腔と呼びます。ガス交換にかかわらないムダな空気のように感じますが、身体の構造上呼吸は空気の往復運動によって成り立っているので、死腔といってもなくてはならないものなのです。深い井戸から桶

で水を汲むとき、桶につながれたロープがなければ水が汲めないのと同じようなものです。

●荒い呼吸、速い呼吸は…

激しい運動をすると身体が要求する酸素量が増大して心拍数が上がり呼吸が早くなります。私たちの身体にとって当然のように起こり、なおかつとても重要な生理反応です。よく肩で「息をする」と表現されますが、肺の上端部は鎖骨の内側近くまであり、肩を上げることで肺全体を上に持ち上げ広げて隅々まで肺を使おうとしている状況だということはご理解いただけると思います。肩で息をしているということは肺にたくさんの空気を送り込み換気を促進しているわけです。肺の鎖骨の周辺の上部（肺尖部）は下部（横隔膜周辺）に比べ構造学的に空気が吸い込みやすくなっているので、多量の酸素が必要な状態になったときに肩で息をするようになります。

このような状況になったとき、換気に使われる空気の量（換気量）を多くすることは一義でありますが、そのことと同時に換気の効率も高めることも重要です。なぜならば、空気を流体として捉えるときには（息を吸う・吐く行為は空気の流れを作っているわけですから）空気の粘性を考慮しなければならないからです。

私たちは日ごろ空気の存在を意識することはありませんが、空気も流体なのでわずかですが粘性を持ちます。水や空気のように粘性の小さい流体では、粘性を無視することもできますが、そのわずかな粘性が換気効率に影響を与える場合があります。

　鼻から吸った吸気は気管から気管支を経て末端の肺胞まで送られます。気管支には気管から肺胞までのあいだに約 21 の分岐があり吸気を肺の隅々まで分け届けています。その分岐ですが、生身の身体の性で**図 9**のように分かれた後の断面が均等でない場合が多くあり、断面の比率もさまざまなのです。加工された機械ではないので気管支の分岐は両方が等しい断面積（同大二分岐）でなく、自然の造形と言える断面積が等しくない（不同大分岐）構造なので、断面が均等でないことによって流れが速くなると細い側の分岐先への流れが減少して、ある速度を境に太い側にしか空気が通らなくなります。分岐された断面の比率はその箇所によってさまざま、一律ではありませんから吸気の流速によって肺全体の換気効率が一気に悪くなることはありませんが、呼吸が荒く早くなるほど換気効率の良いところと悪いところの差が顕著になっ

図9

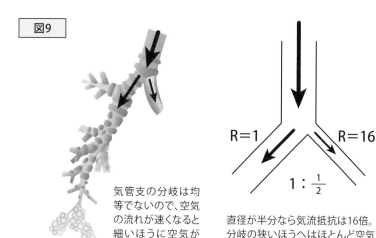

気管支の分岐は均等でないので、空気の流れが速くなると細いほうに空気が流れなくなる

R＝1　　　R＝16

1 : $\frac{1}{2}$

直径が半分なら気流抵抗は16倍。分岐の狭いほうへはほとんど空気は流れない。

ていきます。

　このような特性は生身の身体であれば仕方ないこととも言えますが、換気の効率を考えれば基本的な呼吸機能に余裕を持たせておくことは、いざとなったときの頼れる味方になることは間違いありません。肺活量が十分にあれば呼吸数も減ります。呼吸数が減れば換気時の空気の流速も遅くなり、それによって気管支での分岐も均等に流れやすくなります。そして、肺活量を保つことは肺の柔らかさを保つこと、肺の若さを保つことでもあります。新しい機器で肺活量の検査をすると肺年齢が算出されます。若い肺とは肺年齢が低下しない肺のことです。

◉吸う息はほどほどに、吐く息はゆっくりたくさん

　肺活量を保つことについて、もう一点考慮していただきたいことがあります。それは息を吐く力を主に鍛えること。一般的なイメージとして、呼吸というと息を吸うことに主眼を置きがちです。過呼吸（過換気症候群）は不安や緊張に襲われたとき、突然胸が苦しくなって息を吸っても吸っても治まらなくなるのですが、一生懸命吸おうとするほど負のスパイラルに陥りやすくなります。呼吸法をするときも吸う息に主眼をおかず、吐く息を意識しながら行うことが良い結果につながりやすいことは考慮しておきたいところです。

　息を吸う能力を鍛えなくてもよいわけではありません。しっかり吸う力を鍛えておくことで肺活量を維持できるのですが、直接息を吸うことを心がけるより吸気補助筋のトレーニングやスト

レッチを心がけることが効果的です。

　具体的には、吸気補助筋は姿勢維持筋としても活躍する筋群ですから姿勢維持のための意識活動やトレーニングはとても有効です。きれいな姿勢、正しい姿勢を維持できれば息を吸う力も十分に保てるのです。ですから姿勢を良くするためのエクササイズは呼吸力を保つためにも有効な手段だとご理解ください。

　当然ながら、息を吐く力もたいせつです。吸気については直接息を吸うトレーニングよりも姿勢維持などが効果的と述べましたが、呼気については吸気と違って直接吐くことをトレーニングする方が効果的な場合もあります。なぜならば、私たちは日常行っている呼吸のかなりの割合で息を吸うときに吸気筋の力を使い、吐くときは吸気筋の力を抜き吸ったときに広がった胸が弾性で収縮することで息を吐いているからです。呼吸が荒くならないかぎりは息を吸う力だけ使い、吐くときは吸うときに使った力を緩めているだけなのです。

　ですから、意識的に「息を吐く」練習は呼気筋のトレーニングにとても有効です。歌を歌うのが体に良い理由もここにあります。ある程度の長さの歌を歌うには、息をゆっくり長く吐くことに慣れないと難しいからです。呼気筋を活用するためには息を吐ききることが有効です。息を吐ききると言っても吸い込んだ空気が全て無くなるのではなく1500ml程度の空気は体内に残っています（残気量）。息を吐ききるためには前章で述べたインナーマッスルボックスがとても重要な役割を担います。インナーマッスルボックスはあらゆる動作の起点となり、姿勢維持や動作安定

の要でもあるわけで、息を吐ききるトレーニングは日常活動だけでなくスポーツ全般においても基礎力を養うトレーニングと言えます。

　それらに加えて、インナーマッスルボックスの活動力を鍛えることは腹圧を保つ力を鍛え腰椎を支える力を養うことでもあります。息を吐ききるトレーニングは腰痛を防ぐことに直結し、不幸にして腰痛を発症してしまったときは痛んだ部位を安定化して症状を緩和するとともに治癒の促進を後押しします。

　息を吸う力は姿勢維持筋のトレーニングとストレッチで、息を吐く力はインナーマッスルボックスを意識した息を吐ききるトレーニングで、健康を維持・増進するためにぜひこの2点を有効活用してください。

　息を吸う力と息を吐く力は当然ながらバランスがとれてこそ活

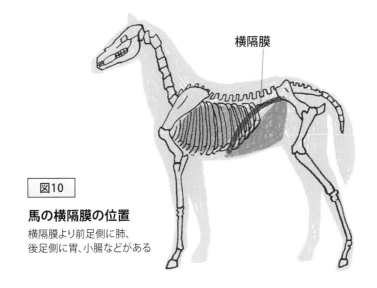

横隔膜

図10

馬の横隔膜の位置
横隔膜より前足側に肺、
後足側に胃、小腸などがある

35

きるもの。四足歩行の哺乳類は走ることで体幹が伸縮して吸気と呼気の両方を鍛えることができる身体の構造になっていますが、私たちは二足歩行に移行したためにアンバランスになりやすい身体構造になったとも言えます。

　呼吸力をバランス良く鍛えることは、私たちが生活する上での基礎力を鍛えることに直結します。それだけでなく、姿勢や動作がより良い方向に向かう力にもなり、表現力やコミュニケーション力にもつながるわけで、社会生活を円滑にするための基礎を培ってくれます。さらには、さまざまな仕事をする上での動作の正確性や所作表現の余裕として力を発揮してくれます。呼吸力を向上させることはまさに生活全般の質を高めることにも貢献してくれるのです。

●pHを知ろう　酸素の取り過ぎは老化を早める

　息を吸う力と息を吐く力のたいせつさを述べましたが、何事においても行き過ぎやり過ぎは禁物でもあります。呼吸もその例に漏れず、ほどほどにしておくことで良い結果につながることもあります。

　私たちの血液のpH値（酸性かアルカリ性かの指標）は常に7.4 ± 0.05（$7.35 \sim 7.45$）に保たれています。pH7が中性とされるので、ヒトの血液は若干のアルカリ性を保っていると言えます。何かの原因によってpHのバランスが崩れ、血液が酸性に、またはアルカリ性に傾くことがあります。pHが7.35未満（酸性）になった状態を「アシドーシス」、反対に7.45以上（アルカリ性）

になった状態を「アルカローシス」と呼びますが、どちらも身体にとって良くない状態と言えます。

　pH 値の異常にはさまざまな原因が考えられますが、呼吸もその一因になります。

　具体的には、呼吸数が減少することで供給される酸素量が減少（二酸化炭素量の増加）し、それによって pH が酸性側に傾きます。反対に呼吸数が増加することで供給される酸素量が増加（二酸化炭素量の減少）し、それによって pH がアルカリ性に傾きます。

　例えば、COPD（慢性閉塞性肺疾患）や呼吸筋の障害、呼吸不全などで呼吸数や吸気量が減少すれば血液は酸性に傾き、過換気症候群や一時的な肺機能の低下によって呼吸数や吸気量が増大すれば血液はアルカリ性に傾きます。どちらも身体にとって良い状態とは言えません。

　血液が急に酸性に傾いたときは、吐き気、頭痛、疲労感、錯乱、不安、抑うつ、睡眠障害や日中の過度な眠気などの症状がでることがあります。急にアルカリ性に傾いたときは、浮遊感、錯乱、末梢および口周辺の異常感覚、痙攣、失神などの症状が出やすいと言われています。余談ですが飲酒は血液が酸性に傾き、肉体の老化現象が起きます。ただワインだけはアルカリ性に傾くとされています。

　また、激しい運動を継続して呼吸数が増えた状態を続けることで活性酸素の産生も促進されます。活性酸素は老化を促進する物質でもあることはお解りいただいていると思いますが、どちらにしても極端な呼吸や無理な呼吸を続けることは避けることをお勧

めします。

　呼吸は毒にも薬にもなることをご理解いただいた上で、うまく
ご利用いただくことで良い効果を得ていただきたいと思います。

　呼吸法も過度に極端なことをせず、ゆったりと構えて楽しみな
がら行うことが良い結果につながります。身体を鍛えるための激
しいトレーニングも良いことばかりではありません。身体能力の
向上がすべてにおいて最良の結果に結びつくわけではないことも
よく理解しておきましょう。

◉肺は自分で動けない。呼吸の動力を知ろう

　呼吸のための空気の取り込みは肺の容積が増えることで肺の中
の気圧が減り外気が肺に流れ込む現象です。しかし肺には筋肉が
備わっていないので外部の力を借りないと変形できません。その
力を与えているのが呼吸筋、呼吸補助筋と呼ばれる筋群です。

　肺に直接働きかけて吸気に関与する筋を吸気筋、吸気筋を手助
けして働く筋を吸気補助筋と呼んでいます。呼気の場合も同様に
呼気筋と呼気補助筋があります。

　呼吸筋群の活動を理解するには胸郭の構造を知っておく必要が
あります。

　図のように胸郭は左右 12 対の肋骨に囲まれた釣鐘型をしてい
て、中には肺と心臓が配置されています。12 対の肋骨は左右そ
れぞれが同じく 12 ある胸椎に小さな関節でつながっています。
この構造を理解した上で呼吸のための筋群の機能を確認してみま
しょう。

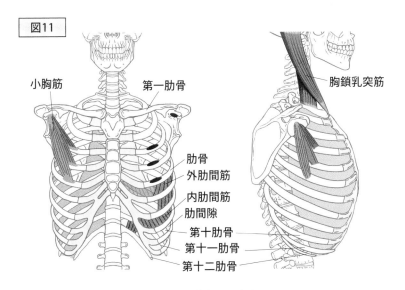

図11

小胸筋　　　　第一肋骨

胸鎖乳突筋

肋骨
外肋間筋

内肋間筋
肋間隙
第十肋骨
第十一肋骨
第十二肋骨

肋骨は輪郭を形成する

（1）横隔膜

　吸気筋の代表は横隔膜です。横隔膜は肋骨の下端の内側に付着してドームのように上に広がった形をしていて、収縮することでドームの高さが減り、それによって肺の下端を引き下げ、肺を下に向かって広げます。横隔膜の動きは傘を広げる動きに似ていて、収縮して下がることでドームの周囲が付着する肋骨下端が横に広がり、それによって肺の下端は下に広がると同時に直径を増すように横にも広がります。

　吸気のとき筋力を発揮する横隔膜ですが、呼気のときは緩むだけで積極的に働きません。吸気にかかわる筋はすべて息を吐くときは緩んでいます。息を吐くときにも吸気筋の筋力が解けないとうまく息を吐くことができないので自律的に緩むように神経で調

図12

横隔膜詳細

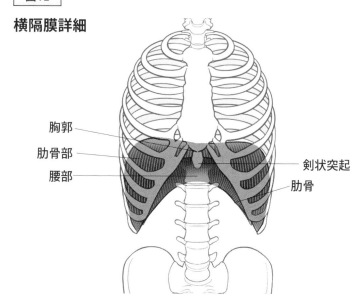

胸郭
肋骨部
腰部
剣状突起
肋骨

節されます。

〔2〕肋間筋

　肋間筋は文字どおり肋骨のあいだにあって直接肋骨を駆動する二重構造の筋で外側が外肋間筋、内側が内肋間筋と呼ばれます。外肋間筋は吸気にかかわる筋で、収縮することで肋骨の下半分は横方向に広がり、肋骨の上半分は前上方向に持ち上がります。肋骨の下半分は横に広がると述べましたが、上半分が前上方向に持ち上がることで下半分もその動きに引っ張られて上に持ち上がります。その広がりは横隔膜の収縮によって肋骨下端が外に広がる動きと連動して、すべてが胸郭全体の容積増大に働くわけです。

　内肋間筋は呼気に関与する筋ですが、安静時には吸気で筋力を

発揮した外肋間筋が横隔膜と同様に緩むことによって胸郭全体が
もとに戻ろうとする力で息を吐きます。内肋間筋が筋力を発揮す
るのは息を吐ききろうとするときで、そのときは内肋間筋が収縮
することで肋骨は傘をたたむように径を小さくします。

　12対の肋骨のうち上から10対20本は前部が軟骨を介して胸
郭の最前部にある胸骨に付着しています。肋骨の動きは胸骨との
あいだにある軟骨の柔軟性にも支えられています。年齢を重ねる
ことでこの軟骨は徐々に骨化が進行していきます。骨化が進行す
れば胸郭は広がりにくくなりますから、積極的に呼吸法を活用す
ることで軟骨の柔軟性を確保しておきましょう。

　12対ある肋骨の最下部2対4本は上の10対20本と違って
胸骨につながらず、先端が前に向いて開放されています。この2
対は他の肋骨とは違い前を向いて横に開きます

　あまり意識されませんが、肋間筋によって肋骨の動作が力強
くなればその力は首を安定させる力にもなります。ひとの頭部
はボーリングのボールに例えられるほどの重さ（体重の約10%）
があります。その重さを直接支えているのが脊椎を含む胸郭なの
です。胸郭を動かす肋間筋の働きが悪くなればその上にある重い
頭部を支える力が不足することになり、そのことは身体全体のバ
ランスの悪化につながってきます。胸郭の運動能力は動的立位バ
ランスを維持する立役者とも言えるもので、転倒防止能力の要と
言っても過言ではありません。呼吸筋の維持強化は年齢を問わな
いと言う私たちの主張はこのような点にも立脚しています。足腰
を鍛えることも重要ですが呼吸力を鍛えて肋間筋の運動能力を保

つこともこれからの社会体育としてとても重要と言えるでしょう。

〔3〕吸気補助筋

　「肩で息をする」と言われるように、肩や腕を持ち上げる筋群は呼吸補助筋として活躍します。腕をまっすぐ上げる動作をしたとき、よく観察すれば動作と同時に息を吸っていることがわかります。腕を身体の前に上げれば同時に肋骨が前に広がり、腕を身体の横に上げれば肋骨は横に広がります。これは肩甲骨と肋骨をつなぐ前鋸筋の働きによるものです。

　胸鎖乳突筋や斜角筋に代表される首の筋群も吸気の補助をしてくれます。顔を上に向けたとき息を吸っていることからもその働

図13

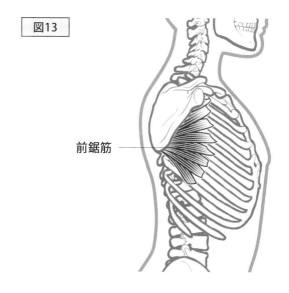

前鋸筋

きがわかります。逆に首が前に垂れていると胸郭の広がりは抑制されます。首の位置が正しければ呼吸も楽になるわけです。

　脊柱起立筋や僧帽筋など背中にある筋群も吸気補助筋として機能します。これらは代表的な姿勢維持筋として大活躍する筋でもあり、姿勢と呼吸が一体である証しでもあります。胸を張り背筋を伸ばす姿勢は姿形だけの問題でなく、肺活量を維持することにも有効です。見た目だけでなく健康管理の面からも姿勢の美しさは評価されるべきと言えるでしょう。

　ここで強調したいのは普段の姿勢が呼吸に関係していることです。

　肩と耳の前が一直線にならんだ角度０度のとき頭の純粋な重さ約5kgが脊柱の首にかかります。頭を前に傾ける角度が増すにつれ、15度で12Kg　30度で18Kgとなって頭の重さが前胸部を圧迫します。

　図14

首の前屈による頭部の重さの変化

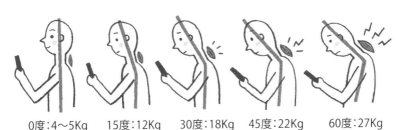

0度：4〜5Kg　　15度：12Kg　　30度：18Kg　　45度：22Kg　　60度：27Kg

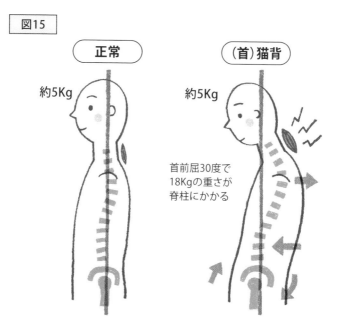

図15

正常

（首）猫背

約5Kg

約5Kg

首前屈30度で
18Kgの重さが
脊柱にかかる

　"耳→肩→股関節"が一直線上にある角度０度のとき体の重心
は綺麗に保たれていますが、首が前屈すると耳が前に出て肩が後
ろにさがり、お腹が前に出て腰が反りかえり、骨盤が前に出た悪
い姿勢になり、インナーマッスルボックス＋胸郭の連合運動体が
崩れ、活動が低下します。

　お作法、武術などで姿勢が強調されるのは姿勢を直すだけで呼
吸能力が改善するためです。

〔４〕呼気補助筋

　吸気補助筋が体幹の上部〜背部に位置するのと反対に、呼気補
助筋は主に体幹の前部〜下部に配置されます。主に腹筋（腹直筋、
外腹斜筋、内腹斜筋、腹横筋）が呼気にかかわります。腹筋は横

隔膜と密接な関係にあります。具体的には腹筋と横隔膜は互いの拮抗筋であり、横隔膜が緊張しているとき腹筋は緩み、腹筋が緊張しているとき横隔膜は緩むという正反対のはたらきをする関係です。息を吸うとき横隔膜は収縮して下に降り、腹腔を圧迫してその力でお腹が前に出ます。横隔膜が緊張するとき腹筋が緩んでいるからお腹が前に出る。それが拮抗の関係です。息を吐くとき、安静時は緊張していた横隔膜が緩んで持ち上がるだけですが、意識的に吐こうとするときは腹筋が緊張して横隔膜をさらに押し上げる力を発揮します。このように、横隔膜と腹筋はお互いに相手が緊張したときには自身が緩み、自身が緊張したときは相手が緩むように反射でコントロールされます。腹式呼吸はこの原理で成り立つ呼吸法です。

　ただし意識的にコントロールすれば両方同時に緊張させることも可能です。この機能を使った呼吸法は実技編でご紹介することにしましょう。

　呼気補助筋としての腹筋（腹直筋、外腹斜筋、内腹斜筋、腹横筋）は先にご紹介したインナーマッスルボックスの動作の要となる筋です。そのことからも呼吸が動作と密接にかかわることがご理解いただけると思います。

　また、腹筋と横隔膜とに拮抗作用を利用することで腹腔内の圧力を高めたり一定に保ったりすることができるようになります。この作用はインナーマッスルボックス全体を利用することで動作や姿勢の安定を保ったり、腰痛予防、骨盤底筋を鍛えて尿漏れを防止するなどさまざまな健康維持用途に活用可能です。

〔５〕上腕の運動で吸気筋が影響を受ける

　深呼吸をする時に、ラジオ体操第二で行うように、息を吸いながら体幹に対して両腕を逆V字形に広げて腕を斜め後ろに伸ばす。この動作は上腕の外旋を意識することにより側胸～背部の筋肉が連動して緊張し胸郭を広げます。このように呼吸筋の一部は上肢で補助運動をされることにより胸郭と筋肉の運動量を増加させます。

図16

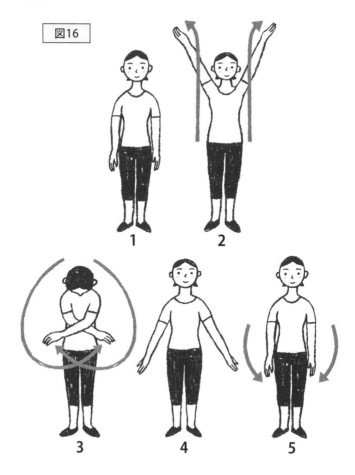

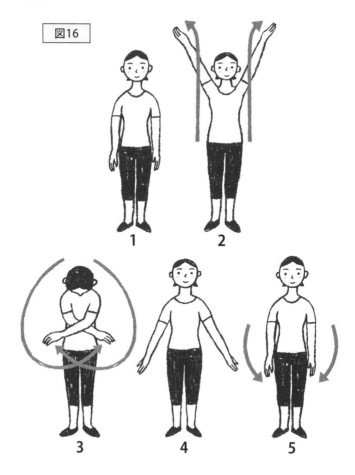

〔６〕呼吸筋群まとめ

　呼吸にかかわる筋は体幹の中心部とそのまわりにあり、呼吸だけでなく動作にも密接にかかわることをご理解いただけたと思います。腕や足を動かす筋はその根元のところで呼吸にかかわる体幹の筋と直接結びついており、バラバラのように見える手足の動作の中心に横隔膜を中心とする呼吸筋群があることは全身を見渡せばすぐわかること。肺の動力は身体活動の中心でもあるのです。さらに言えばインナーマッスルボックスの中心には身体全体の質量中心があります。それは古来中医学（中国医学）で丹田と呼ばれた部位と重なります。質量中心をうまく支えられなくなればひとは転倒してします。丹田が定まらなければ気持ちも安定しません。呼吸を司る機能の中心は心の中心であるとも言えるのです。

　胸郭を中心とした躯幹の動きを自覚することで呼吸だけでなく身体動作も一新される可能性を秘めているのです。

2. 効果を上げるコツ

　効率の良い呼吸をするためにはいくつか押さえておきたいコツがあります。それは呼吸にかかわる人体構造と機能を知ること。それによって効果を得るための理論と動作の大切なところを学ぶことができます。実技編に移る前に良い呼吸をするための知恵とコツをご紹介しておきましょう。

◉肺の構造を知ろう
　思ったより複雑な形　形状と数え方

　肺は胸郭の中で大きく左右に分かれています。そして右の肺はさらに分割され上下に３つの区画に分かれます。左肺というとこちらは２分割。１分割足りない部分は心臓が位置を占めてい

図17

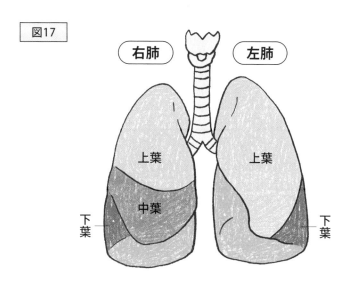

ます。この全部で5分画された部位を数える単位は「葉」。右肺は3葉、右肺は2葉に分かれるわけです。図のように分割された形もさまざま複雑です。

　肺に吸気を送り込み呼気を排出する気管は、気管支として最初は左右ふたつに分かれ、次に葉ごと分かれた後十数回の分割を経て末端の肺胞とつながっています。呼吸筋のはたらきによって肺が伸縮し、それが肺胞を伸び縮みさせて鼻から吸った吸気は気管から肺胞へ、呼気は肺胞から気管を経て体外へと換気されます。

●肺胞は小さな風船

　肺胞は直系が0.1mm〜0.2mmと小さなものですが、数にして約3億個、ガス交換にかかわる内側の表面積は成人で合計100平方メートルに近い（一般にはテニスコート一面分の広さ）

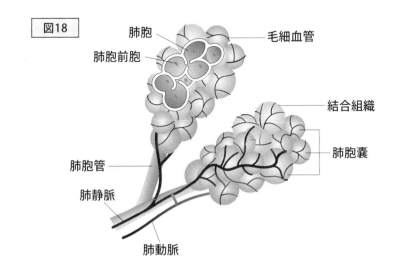

図18

肺胞　　毛細血管　　肺胞前胞　　結合組織　　肺胞嚢　　肺胞管　　肺静脈　　肺動脈

と言われています。

　肺胞がいくつか房のように集まった組織は肺胞嚢と呼ばれ、肺胞管によって気管支とつながり肺胞管の中を空気と血液が通っています。

　ちなみに、肺動脈に流れる血液は二酸化炭素を肺胞に運びこみ、肺静脈はガス交換後の酸素に富んだ血液を心臓に戻すというように、身体の他の器官を流れる動脈静脈とは逆の組成の血液が流れます。

　肺胞嚢はそれぞれが結合組織でつながり肺の中で一様に伸び縮みします。結合組織や肺胞は弾力に富み、安静時には呼吸筋の作用によって伸びた後、もとに戻ろうとする弾性力で縮み、流れ込んでいた空気を呼気として排出します。

◉肺は左右別に鍛える

　肺は 12 対 24 本の肋骨で囲まれていますが、肋骨は左右一体で動くだけでなく左右別々にも動くことができます。例えば、身体を右横にたわませると右側の胸郭は縮み、左側の胸郭は縦に広がります。

　右と左の肺は体位による影響を受けます。肺を流れる血液は低圧系のため体位によって肺内の血液の分布状態が変化します。

　立位の時には肺内の下部 1/2 の部分に、肺内の血液 2/3 が分布されます。側臥位で右側を下にした場合には右肺に全肺内の血液の 2/3 が流入されます。呼吸器系では鼻腔にも関係し、側臥位のときには下になった鼻腔の粘膜はうっ血して鼻がつまった感

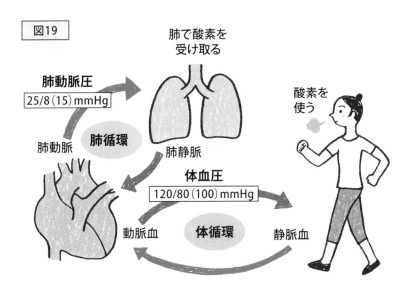

図19

肺で酸素を
受け取る

酸素を
使う

肺動脈圧
25/8(15)mmHg

肺循環

肺動脈　　　　　　肺静脈

体血圧
120/80(100)mmHg

体循環

動脈血　　　　　　静脈血

じが出現し、上になった側の鼻腔は開大して空気の通りが良くな
ります。鼻がつまったらつまった側を上にして側臥位になること
です。体位によって血流が変化し、症状も変わります。良い姿勢
というのは我々が生きていく上で、不都合なことが起きない姿勢
なのです。

　胸椎はもともと後方に彎曲していますが、息を吸うことでその
彎曲は平坦(直線)化します。これらは胸椎を含む脊椎の可塑性(変
形能力)と肋骨の動きが連動したものです。この平坦化は呼吸法
でも武術的にも最も大事な部分であり、胸椎の平坦化はある武術
では口外禁止となっている秘伝だそうです。胸椎と肋骨の動きを
活かして肺を最大限に広げるとても簡単な方法があります。それ
は片腕を垂直に伸ばすこと。詳しくは実技編で解説しますが、片

腕をできるだけ高く上げることがコツです。やってみるとわかりますが両腕を揃えて上げるより片腕ずつ上げる方が高く上げることができます。胸郭も片方ずつ動かした方がよく広がるのです。片方ずつ広げた場合、もう一方はそれほど広がらないので吸気の総量は増えません。それより片側がしっかり広がることが重要。肺胞や肺胞嚢、その周囲の結合組織も含めて最大限に広げること。肺の活性を高めるには、胸郭を左右別に動かすことがいちばんの近道と言えます。

◉流れを良くする工夫

　私たちには体内の構造を変えることはできませんが、呼吸にともなう空気の流れを少しでも良くする方法を知ることはとても重要です。

　肺の中で空気の流れを良くするには、まずゆっくり呼吸をすること。次に肺がさまざまな方向に広がるように呼吸筋を鍛えること。さらには胸郭をしっかり動かす機会を増やすことです。

　空気の流れは障害物や曲がり角があると渦を巻きます。渦ができると空気抵抗が増えるため、渦ができないようにゆっくりした流れを保つことが換気効率を上げるコツです。肺の隅々まで吸気を行き渡らせるためにはできるだけゆっくり呼吸を繰り返すこと。吸気と呼気の変わり目もなめらかに、そして途切れることのないように。丁寧な呼吸の練習は良い呼吸の練習でもあります。

◉上下平均化がガス交換を促進する

　肺は構造が柔らかいことに加えて細かい空洞が連なる、スポンジのような構造をしています。内側は粘膜に覆われ、内部の湿度は 100％と水分に富んだ環境でもあります。

　柔らかく細かい構造に加えて上端は鎖骨の内側、下端はウエストのすぐ上と、上下に長いこともあって重力の影響で上は粗く、下に行くほど前述した低血圧形の血流の関係もあり密度が詰まって広がりにくくなります。上下の密度差をできるだけ平均化すること。できれば下端部分がよく広がるような動作を繰り返すことでガス交換の効率を上げることができます。肺の下端にある肋骨には横隔膜が付着しているので、横隔膜の筋力を鍛えるとともに弛緩したときにしっかり伸びるようにストレッチを繰り返すこと

図20

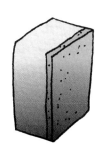

肺の下部は下が
目詰まりした
スポンジに似る

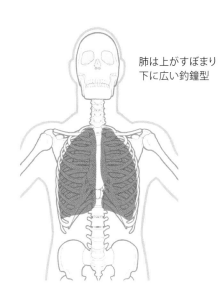

肺は上がすぼまり
下に広い釣鐘型

が有効です。横隔膜が緩んで息が吐き出されるとき、腹筋の収縮で腹圧を高め横隔膜を押し上げる力を強めて、その力で緩んだ横隔膜をストレッチすることができます。息を吸うときはできるだけ胸郭を広げず横隔膜の力が腹部を圧迫してお腹を押し出すように努めます。この呼吸法は腹式呼吸そのもの。肺の上下密度を平均化してガス交換の効率を促進するために、そして横隔膜の筋力を鍛える方法として、腹式呼吸はとても有効なエクササイズと言えるのです。

上下の密度差によるガス交換効率の問題は、立っているときだけでなく寝ているときにもあらわれます。病院のベッドが上体の傾斜調整機能を持つのはこのことへの対応が理由のひとつです。肺は前側に比べて後ろ側が広い構造なので横臥姿勢で後ろ側が下になるとガス交換の効率が悪化しやすいのです。肺に炎症があるときには溜まった炎症性の粘液やリンパ液が重力で下に集まってくるので息苦しさが顕著になります。コロナ感染症の患者さんがICU でお腹を下にした腹臥位で治療されていたのもこの影響を避けるためです。

このように肺の下側と背中側は密度が詰まりやすく、体調の変化で影響が出やすいところです。密度のことも含めて肺の下部と背中側は特によく動かして活性化を促進させたい部位の筆頭と言えるでしょう。肺の下部は広がりやすい構造ですが、背中側は前側に比べて構造的に広がりにくいこともあります。しかしそれを克服していざというときに備える方法もあります。詳細は実技編でご紹介しましょう。

●腹式呼吸と言うけれど　お腹は息を吸えない

　数ある呼吸法のなかでも「腹式呼吸」は知らないひとはいない
と言えるほどバツグンの知名度を誇っています。「腹式呼吸」と
言ってもお腹で空気が吸えるわけでなく、お腹の上にある横隔膜
の動きが下向きに腹腔を圧迫することでお腹が前にせり出す…と
いった状況をあらわすことばです。よく「胸式呼吸」と対のよう
に使われることもありますが、実際の呼吸はどちらかに偏って行
われることはほとんどなく、横隔膜主体の呼吸法を「腹式呼吸」、
胸郭主体の呼吸法を「胸式呼吸」と呼んでいると思っていただけ
れば良いでしょう。ただし呼吸が神経機能に与える影響としては
「腹式呼吸」は落ち着きを得やすく、「胸式呼吸」は活動的になり
やすいといった性質を備えます。無意識のうちにしている呼吸は、

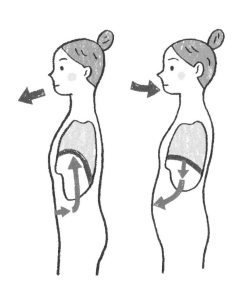

図21

腹式呼吸はお腹
を意識する。お腹
は吸って膨らみ、
吐いて戻る

安静時の腹式呼吸に近い状況からはじまり、酸素要求量が増える
にしたがって胸式呼吸の要素が増えていくといった具合に、状況
に応じて連続的に変化していきます。興奮を抑えたり落ち着きを
得たいときは、意識的に腹式呼吸を導入することで副交感神経を
経由して沈静化に向かうことができます。

　腹式呼吸のメリットを発揮するコツは「呼気」を優先すること
にあります。私たちの身体は息を吐くとき弛緩しやすくなるよう
にできています。吸う息はあまり意識せず、吐く息は長く細くす
ることが効果的です。逆に、気持ちを強く持ったり活力を得たい
場合は胸を張って息を吸うことを心がけると良いでしょう。

　「逆腹式呼吸」という呼吸法も耳にすることがあると思います。
これは腹式呼吸とは反対に、息を吸うときお腹をへこませ、息を
吐くときお腹をもとにもどす呼吸法と言われます。出自は武術用
語とも中国古来の吐納法（古典呼吸法）とも言われていますが伝
承的要素が多分にあります。ここで間違ってもらいたくないのは、
逆腹式呼吸は息を吸った時に故意にお腹をへこますことではない
ことです。息を吸った時に少しお腹がへこんだようになります
が、逆に後述する背式呼吸のように背中側のウエストの部分は少
し膨らみます。無意識で息を吸った時にお腹がへこむのはヘビー
スモーカーの人がなる COPD(慢性閉塞性肺疾患) という病気の
一症状です。

　古典的な用法解釈はここでは述べませんが、現代的な逆腹式呼
吸のメリットは「腹圧」の応用・活用にあると考えます。古典的
な武術用法としての逆腹式呼吸は腹圧を高めたまま作業や移動、

戦いまでできる唯一の方法論と言えるもので、これを体得すれば多くの仕事や場面で身体の安定、精神の安定、作業の安定、力仕事における腰痛防止などに役立つことが予想できます。効果的な逆腹式呼吸も実技編で詳細をご紹介します。

●背中を広げる呼吸＝背式呼吸も知っておこう

「腹式呼吸」「胸式呼吸」「逆腹式呼吸」とご紹介してきましたが、実質的な高齢化社会に突入した現状を考えたとき有効性を知っていただきたいのが「背式呼吸」です。

前項でもご紹介したように肺は背中側と下に広がる構造をしています。もっとも広く、重力によって密になりやすい背中の下側の肺をしっかり広げる呼吸法が「背式呼吸」なのです。

背式呼吸と言っても実際には横隔膜の力を発揮させる呼吸法で、12 対ある肋骨の最下端の 2 対を横に広げて胸郭下端の直径

図22

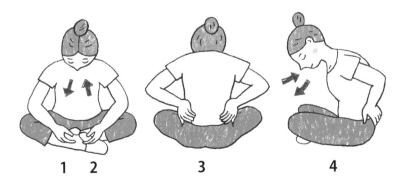

1　2　　　　　**3**　　　　　**4**

を大きくすることで背中を若干ながら後ろに広げます。

　基本的には背中の広がりを感じやすくするために、背を丸めて猫背姿勢を保った状態で息を吸うことを主体に行います。

　X線画像で見ると肺の下の方は左右の端が下に尖っていることが見て取れます。この先端をエッジ（肋骨横隔膜角）と呼びますが、炎症などの疾病で肺に水が溜まるとこのエッジがボケて見えなくなります。背式呼吸は主にこの部分をよく広げる呼吸法で、重力によって肺の下の方が密になるのを解消してガス交換効率を高めることも期待できます。お腹や胸と違って背中は広がることを感じにくい部位ですが、脇腹〜背中に手を当てて深い呼吸をすることで肋骨の動きをフィードバックでき、その感覚を重ねていくことで動きの感覚をつかむことが可能です。被験者の背側に位置して、脇腹〜背中を触らせてもらうと動きが理解できます。多くのアスリートは胸郭下部が側方に広がります。普段体を動かさない人は側方への広がりはまずありません。

図23

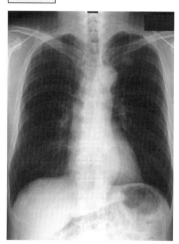

肺の下の方は左右の端が下に尖っていることが見て取れる。この先端をエッジ（肋骨横隔膜）と呼ぶ。

Part
②
知っておきたい呼吸の基礎知識

●呼吸の効能まとめ

　Part-1 〜 Part-2 と呼吸のトピックをご紹介してきましたが、ここで呼吸とその効能についてまとめておきましょう。

- -

《呼吸法が身体を守り、姿勢・動作を美しくする》

　これまで述べてきたように、直接または間接的に呼吸にかかわる筋群や骨格は動作や姿勢にも深くかかわっています。特に呼吸に深くかかわる横隔膜や外肋間筋・内肋間筋などはただ身体の動きに影響するだけでなく、すべての身体動作の根幹にかかわっていることがわかってきました。横隔膜のすぐ下に配置され、呼吸動作では横隔膜の拮抗筋として働く腹筋群、特に腹横筋はあらゆる手足の動作に先立って緊張することが研究で解明されています。腹横筋は体幹にある筋の中でももっとも深いところにあり、中医学で古くから言われる「丹田」を取り囲む存在です。丹田は人体の質量中心とも捉えることができます、そのことに鑑みれば、あらゆる動作の起点になることは十分理にかなったこと、当然とも言えることです。腹横筋を鍛えることは、種目を問わずあらゆるスポーツや運動で有効な基礎トレーニングのひとつであるわけです。

　腹横筋は第7 〜 12 肋軟骨の内面に付着し、同じくそこに付着する横隔膜と関連して働きます。重いものを持ち上げるなど、身体に大きな負荷のかかる動作では腹横筋と横隔膜が連動して腹圧を高め、動作の安定と四肢筋力の発揮を身体の中心で支えるはたらきをします。

　腹横筋と横隔膜は体幹インナーマッスルボックスの主要な構成要素であり、すべての身体動作の起点であり支えとなります。腕や足の動きもインナーマッスルボックスが支えてくれるからこそ成り立つもので、ここがしっかり支えることをしなければ身体のあらゆる動作が雑で曖昧なものになる可能性があります。もちろん、体幹がしっかりしなければ姿勢も定まりません。ある程度姿勢をコントロールできてもインナーマッスルボックスに持久力がなければ姿勢の崩れも早くなります。呼吸法で腹横筋や横隔膜を活用しインナーマッスルボックスを鍛えることの大きな意味はここにあります。

　職人芸を生み出す細かな作業、伝統に培われた美しい所作など、洗練された身体動作を実現するためにも呼吸にかかわる筋群は目に見えないところで活躍しています。

　呼吸法を活用することは、自分のためだけでなく人とつながるコミュニケーションのためにもとても有効な手段となることはもっと認識されても良いと思います。

《将来の転倒防止に備える》

　確実に高齢化の波が押し寄せる昨今ですが、自分の身体はできるだけ自分でコントロールできるように調整しておきたいものです。高齢になって寝たきりになる要因の第一は転倒による骨折と言われています。転倒事故を防ぐには足腰を鍛える…それは正論ですが、足腰と同じように鍛えておきたい、例えばつまずいてハッと思ったときに姿勢を改善する能力に直接かかわる部位がありま

す。それは胸郭の運動能力。つまり肋骨の動きをなめらかに保ち筋力を維持することです。

　転倒を防止するために足腰を鍛えることは転倒のリスクを減らすためにとても大切です。それと同時に、バランスを崩してから立ち直る能力も鍛えておきたいものです。それには上半身のバランス能力が重要になってきます。上半身の動きがわるくなっていると、転倒しかかったときに身体を支えることができません。また、運悪く転倒してしまったときでも、上半身がうまく動けばケガが軽くなることも期待できます。

　ひとは進化の過程で二足歩行を手に入れたことでさまざまな利得を手にしてきましたが、それは重い頭部を支えて動く宿命を背負ったとも言えます。頭は首で体幹につながりますが、それを真下で支えて有効な力を発揮しているのは胸郭なのです。胸郭を動かす外肋間筋、内肋間筋は呼吸に関与するだけでなく肩・腕の運動や首・頭部の支えになくてはならない役割を担っています。肋間筋、実は常に鍛えておきたい筋の筆頭とも言えます。

《筋トレをするなら呼吸法も》

　昨今の健康志向の高まりにより運動を日常に取り入れて健康維持・増進を目指す方が増加しています。中にはアスリートなみの筋トレに取り組む方もお見えでしょう。激しいトレーニングでは呼吸も増大するので更なる呼吸法の訓練は必要ないと思われるかもしれません。しかし呼吸法にはまた別の意味合いがあります。それは筋トレと呼吸法では活躍する筋組織が異なるからです。

　例えば横隔膜。筋トレで横隔膜を意識して行うことはあまりないと思います。しかし呼吸法では横隔膜の使い方をある程度コントロールできます。

　横隔膜は腹側の肋軟骨下部内側に付着するあたりには瞬発力に富んだ速筋が多く、背側にあたる胸椎に付着するあたりは持久力に優れる遅筋が多く分布しています。激しい運動は横隔膜の瞬発力も鍛えますが、実のところ横隔膜の得意とするのは持久力系の動きです。速筋（白筋）と遅筋（赤筋）はどちらが優位というものではありませんが、横隔膜はひとが生きている限り休むことのない部位ですから持久力中心の鍛え方を基本とするのが良いと思われます。一般に加齢に伴い全身の速筋が減少するために動きがゆっくりとなり、筋力が弱くなるという動作の特徴があります。横隔膜でも同様の変化が起きてくることに注意しなければなりません。加齢に伴う速筋の減少は生理的変化によるものか、使わないから減るのかについてはまだはっきり判明していませんが、筋肉は使えば発達し、使わなければ衰えます。筋トレを十分行っていつまでも活動的でいるためには呼吸法で横隔膜の持久力を高めることを心がけましょう。

《守るも攻めるも》

　瞬発力を必要とするスポーツや運動は数多くあります。武道や格闘技もそのひとつと言えるでしょう。中国武術は「強くなる＝健康になる」という図式が根底にあります。古来、相手に勝つためには腕力と脚力を中心とする強靭な肉体が必要条件でした。そ

のような身体は当然ながら農作業や肉体労働にも有効です。身体が強くて闘いに秀で、仕事もこなせる。そのような肉体を手に入れたいと思ったら、呼吸法を疎かにすべきではありません。なぜならば、武道にせよ格闘技にせよ、一定の段階に進んだ後は体表の骨格筋の強さだけでなく全身のコーディネーションが決め手になってくるからです。全身のコーディネーションは筋活動の強度や効率だけでなく神経活動や感覚の学習をも含めた全人的な能力なのです。四肢の動作に力強さとスピードが増してくると身体各部の運動慣性も大きくなります。すなわち動作のとりまとめをする部位も同じように強靭でなければ全身のコーディネーションはうまくはたらきません。

　全身のコーディネーション能力を考えるときもっとも重視すべきは体幹のインナーマッスルボックスに他なりません。それに加えるとしたらインナーマッスルボックスの上に乗る胸郭。インナーマッスルボックスは背部の腰椎に支えられていますが側部と前部は腹筋群で囲われます。腹筋はそのどれもが内蔵される大切な臓器を守るために強靭にできています。胸郭はというと、インナーマッスルボックス（腹腔）と違って肋骨という骨格に囲まれていますが、その肋骨は内外2層の肋間筋で上下につながれ、個々の筋の規模は小さくても肋骨全体で大きな力を発揮するとともに胸椎の活動を加えたひねりやたわみにも対応するなど、見かけほど運動性は低くありません。

　腹腔のインナーマッスルボックス＋胸郭の集合体は呼吸にかかわるだけでなく、力強い全身運動を根底で支えるはたらきをして

おり、全身のコーディネーションの要でもあるのです。その上呼吸法は心を落ち着かせ、平常心を養う効果も期待できます。目的がスポーツであっても、はたまた武道や格闘技で強くなりたいにしても、一定の段階に達したら、その先は呼吸法がそれぞれの近道を示してくれるでしょう。

《インナーマッスルボックスは便利箱》

　インナーマッスルボックスの活躍はそれだけにとどまりません。

　腹圧のコントロールを使うことと言えば日常では排便が当てはまりますし、出産ではとても重要な役割をします。また、意識的に腹圧をコントロールすることで横隔膜と同時に骨盤底筋の活動量も増えます。インナーマッスルボックスの活用に慣れておけば、高齢化で話題になる尿漏れを起こしにくい身体を手に入れることもできます。腹横筋を収縮させるエクササイズ（実技編に掲載）は胃腸をマッサージするとともにお腹を引き締める効果を期待できるかもしれません。何にせよ、効果を得るコツはひとつ。継続することです。

Part

③

知っておきたい
呼吸のメカニズム

呼吸法の実技編に入る前に、
呼吸器のメカニズムと成り立ちを理解しておきましょう。
私たちが毎日繰り返している呼吸が
とてもよくできたメカニズムに支えられていることや、
その成り立ちを知ることで、効果的な呼吸法を実践する際に
必ず役に立つ知識になるはずです。

呼吸器はどう進化したか

　呼吸は私たちが生きていく上で必須の生理活動です。その呼吸を呼吸法として抜き出して積極的に活用することで、私たちはさまざまな恩恵にあずかることができます。呼吸は日常生活に生理現象として組み込まれた活動ですが、その成り立ちとメカニズムを知ることで、より効果的に活用できるようになります。ここでは私たちの身体に備わる呼吸器の進化の過程とメカニズムの特徴を知り、呼吸法として役立つ知識を整理したいと思います。

1. 呼吸器の進化

　呼吸と言えば「胸で息を吸う」ことは誰もが理解しています。意識的に大きく息を吸えば、誰もが胸が広がる実感を得ることができます。そのとき感じているのは主に肋骨の広がりでしょう。私たち哺乳類は、進化の過程で海から陸に上がり両生類へ進化し、その先は は虫類・鳥類に進化する種と哺乳類に進化する種に分かれて進化してきました。その進化の過程では虫類・鳥類と哺乳類は肋骨を得ることができました。

　両生類は肋骨を得ないまま進化していきますが、哺乳類は肋骨に加えて横隔膜も獲得して現在に至っています。

　肋骨を得た利点は肋間筋のはたらきによる胸郭の拡張・収縮運動が可能になったところにあります。胸郭が伸び縮みすることの利点は、吸気と呼気を肋間筋の力でコントロールできるところに

図24

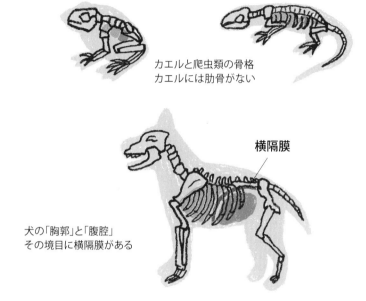

カエルと爬虫類の骨格
カエルには肋骨がない

横隔膜

犬の「胸郭」と「腹腔」
その境目に横隔膜がある

あります。

　また、は虫類と哺乳類は前肢と後肢（ヒトでは上肢と下肢）の間に胸郭という筋力で伸縮する動力を得たために、全身運動の性能が飛躍的に高まりました。哺乳類はその特性に加えて横隔膜を獲得したことで体腔（胴体内で内臓諸器官があつまるところ）が胸腔と腹腔に区別され、それぞれに独立した機能を割り当てることができるようになったのです。

　横隔膜を確立したことで、一方は呼吸器と循環器のグループ、もう一方は消化器と排泄に関する臓器のグループと、それぞれ独

図25

犬の走行姿勢

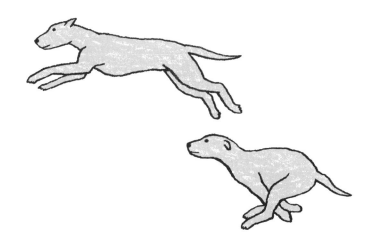

立した環境を得ることができ、胸腔・腹腔それぞれが独立して陰圧・陽圧を生成できるとともに、両者が協調してはたらくこともできるようになりました。

　この体幹構造によって四肢の連係が強化され、その結果、哺乳類は速く走ることもできるようになっています。イヌ、ネコ、馬などに代表される四足歩行の哺乳類は、走っているときに内臓が前後に揺すられても横隔膜の仕切りによって呼吸器を圧迫せず、さらには、走行動作による体腔全体の伸縮によって胸腔も伸縮して呼吸量を増大させ、運動による酸素消費の増大に即応できる身体を得ていると言えます。

2. 動物とヒトの違い

　四足歩行の哺乳類は重い内臓を脊椎からぶら下げ、そのまわりを腹筋で覆うように支えていました。

　ヒトは二足歩行できる直立姿勢を確立したことで、四足歩行のころに前後に並んでいた胸腔と腹腔を、空気を吸い込む空間の割合が多い胸腔を上に、充実して重い内臓で満たされた腹腔を下に配することで比較的安定しやすい姿勢を得ることができました。

　動物では四肢をつなぎ上から内臓を支える横梁であった脊椎が、直立姿勢で垂直になったことで内臓の重量は骨盤が下で受け皿になり、それを腰椎が後ろから、腹筋群が脇から前を包み支える形態に変化しました（P35 **図10** 参照）。

　胸腔と重い腹腔の上に軽い胸腔が乗る構造は直立姿勢にとって良い方向に作用していますが、両側の上肢とそれを駆動する筋群を胸腔の上部で支え、その上に重量のある頭部が乗る構造は、脊椎と骨盤にそれ相応の負荷をかけています。肩こりや腰痛はその構造に由来する弊害とも言えるでしょう。

　背筋に関しても、直立したことではたらきが大幅に変わりました。四足歩行のころは脊椎の上で体幹のたわみと内臓の下垂に耐える腹筋を支える役割でしたが、直立したことで内臓の下垂を支えることは主に骨盤が担当し、背筋はその役の主要部分を免除されましたが、それに変わって直立した身体が前に倒れないように後ろで支える役割や身体活動全般で姿勢を維持し続ける役割を担うようになりました。そのおかげで背筋群が呼吸にかかわる割合

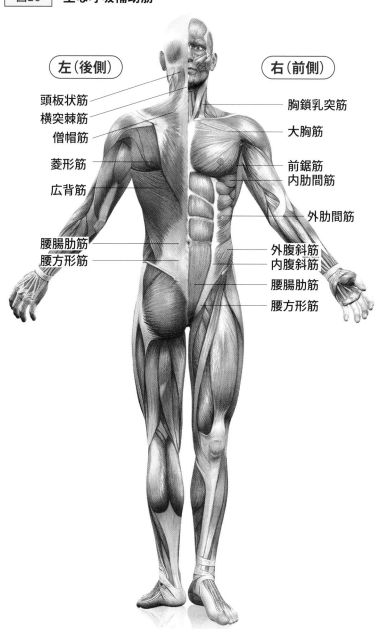

図26　主な呼吸補助筋

左（後側）　　　　　　　　　右（前側）

頭板状筋　　　　　　　　　　胸鎖乳突筋
横突棘筋
僧帽筋　　　　　　　　　　　大胸筋

菱形筋　　　　　　　　　　　前鋸筋
　　　　　　　　　　　　　　内肋間筋
広背筋
　　　　　　　　　　　　　　外肋間筋

腰腸肋筋　　　　　　　　　　外腹斜筋
腰方形筋　　　　　　　　　　内腹斜筋
　　　　　　　　　　　　　　腰腸肋筋
　　　　　　　　　　　　　　腰方形筋

も大幅に増えています。

　四肢の構造と機能の変化も直立姿勢を獲得したための特徴と言えます。前肢は上肢となって体重を支える役割から解放され、活用範囲が広がったことで行動領域も飛躍的に広がりました。肩関節は人体に備わる関節のなかでもっとも動作域が広く、腕の動きを支える肩甲骨も前肢として体重を支える必要がなくなったので上肢と体幹をつなぐ役割に徹することでユニークなポジションを得ています。

　呼吸に関することでもっとも重視すべき動物とヒトの違いは横隔膜が横向きになったことでしょう。四足歩行時代に背骨から縦にぶら下がっていた横隔膜が腹腔のすぐ上で上下することになり、横隔膜が腹筋と連動することで腹圧の生成が容易になりました。このことは排便や出産に深く関わり哺乳類の特徴をさらに進化させることにつながっています。

　また身体全体が縦に連なったことにより、身体の中心に位置する呼吸に関するメカニズムが全身姿勢の制御にかかわる比率が増大しています。

　ヒトは四つ足だった記憶がどこかに残っています。腕を下に降ろして二足で立った時には、左右の肩鎖関節・肩関節と頚椎は頭側から見ると一直線上にあります（図27-A）。この位置は体形的に正しく、運動学的には強い形です。これはよく“胸を張った”と言われる形です。

　そして手・腕を前に出すと肩関節がわずかに前に出て、この一直線の形は崩れてしまいます（図27-B）。我々は仕事や運動をす

肩関節・肩鎖関節・胸鎖関節（上から見た図）

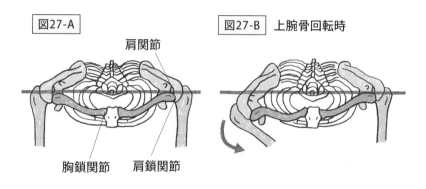

図27-A

肩関節

胸鎖関節　　肩鎖関節

図27-B　上腕骨回転時

る時に一直線の形を無意識的に崩しています。一直線を維持した
形では背中側に空気が入る感覚を自覚しますが、手を数 cm 前に
出しただけで背中側へ空気の入る感覚が乏しくなります。後の実
技編のところで姿勢が大事なことを述べますが、ヒトとして呼吸
をする時の体形を考えてください。中国で站椿功と言って両手で
輪を作ってじっと立っている形と同じです。気功の練習では、大
きな丸い立木を抱くように腕を前に出すのですが、呼吸法の練習
では戸板を抱くように側方に肩を出して肩関節と頸椎を一直線に
するようにします。このような実生活に役立つための体形と呼吸
法を習得してください

3. ヒトの呼吸器、その機能と特徴

❶胸郭、胸腔

　胸郭とは、肋骨と椎骨、胸骨とその骨に付着する筋で構成される構造体のことをあらわすことばです。胸腔とは、胸郭と横隔膜で囲まれた空間を指します。肺や心臓は胸郭に囲まれた胸腔の中にある…ということになります。

　胸肋関節、肋椎関節、12 対ある肋骨は第 1 ～ 7 肋骨までを真肋といい、直接胸骨と連結します。第 8 ～ 10 肋骨は仮肋といい、肋軟骨 (ろくなんこつ) という軟骨で 3 本の先端が一つにまとまってから胸骨に連結します。第 11、12 肋骨は遊離肋 (ゆうりろく) といい、胸骨や肋軟骨につながらず先端が浮いて（開放されて）います。

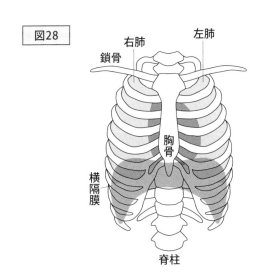

図28

鎖骨　右肺　左肺

胸骨

横隔膜

脊柱

胸郭の内側は壁側胸膜という膜で覆われ、その内側に胸側胸膜に包まれた肺があります。

胸郭はその骨に付着する筋を動力として動きます。上下に連なる肋骨の間には外肋間筋と内肋間筋があり、外肋間筋は胸郭の拡大（吸気）、内肋間筋は縮小（呼気）に関わります。その他、上部肋骨と上腕骨をつなぐ小胸筋、頸部を走り胸鎖関節につながる胸鎖乳突筋などは胸郭の拡大（吸気）にかかわります。

肋骨の側部には肩甲骨から連なる前鋸筋が付着し、胸郭と上肢の動作を関連付けています。胸鎖乳突筋は四足歩行をしていたころ体重を支えていた強力な筋で、直立姿勢でも上肢と体幹の動作を相互に関連付ける重要な役割を担っていて、例えば片腕を真上に伸ばしたとき同じ側の胸郭は胸鎖乳突筋の働きで最大近くまで

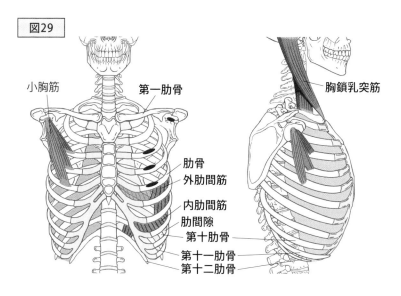

図29

小胸筋　　　　第一肋骨　　　　　　　　　　　胸鎖乳突筋

肋骨
外肋間筋

内肋間筋
肋間隙
第十肋骨
第十一肋骨
第十二肋骨

肋骨は輪郭を形成する

拡張されます。

　胸郭を構成する左右 12 対の肋骨はすべてが胸郭の拡大・縮小にかかわりますが、上の 1 番から 6 番は前から上方へと広がり、その下の 7 番から 10 番は横方向に羽ばたくように広がります。いちばん下にある 11、12 番は先端が開放されていることもあって左右に開くように広がります。12 対の肋骨はそれぞれが得意な方向に広がることで胸腔拡大の効率を上げ、肺活量の拡張に役立っているわけです。

　肋間筋の活動は上記の 3 セクションごとに違いが見られます。吸気時には 1 番から 6 番が活発にはたらき、呼気時には 7 番から 10 番に活発なはたらきが見られます。このことに関係して、息を吸うときに上位の肋間筋に、吐くときに下位の肋間筋に振動

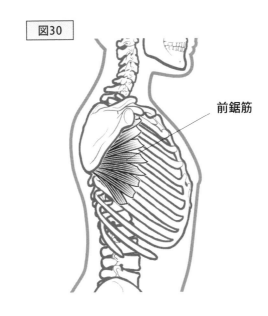

図30

前鋸筋

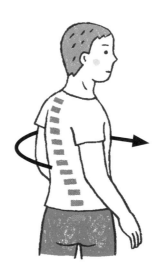

図31

上体の右回旋により
胸椎は左に膨らむよ
うにたわみ、右肺が
広がる

刺激を与えると呼吸運動が大きくなることがわかっています。こ
の振動刺激の上下を逆にすると呼吸を困難に感じます。このこと
から、胸郭を効率的に運動させるには、息を吸うときに肋骨の上
部を意識して、吐くときには肋骨の下部を意識して行うのがコツ
と言えます。

　胸郭は胸椎のひねりにも影響を受けます。体幹を右にひねると
背骨はやや右に膨らむので右肺が広がりやすくなり、逆も同様で
す。

❷横隔膜

　横隔膜はいくつかの筋と腱の集合体で、胸郭の下部をぐるりと
一周するように付着して、緩んでいるときはドーム状に上方に引
き上げられて肺の下部に張り付いています。横隔膜は緊張するこ

図32

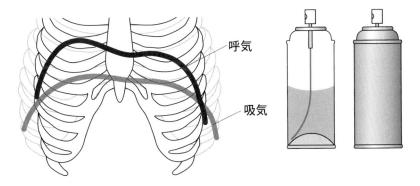

呼気

吸気

横隔膜はスプレー缶の底のよう

とでドームの上端が下降し肺を下に引き広げると同時に肋骨下端を横に押し広げて肺下部を横に拡張します。

　横隔膜の筋線維は周囲に厚く配置され、前方のみぞおちに近い部位と後方の胸椎下端に付着する部位は厚くなっています。横隔膜前方の筋線維は速筋が多く配置され、運動などで大量に酸素を必要とするときに力を発揮します。後方の筋線維には遅筋が比較的多く配置され、安静時や就寝時など長時間に渡る活動を得意としています。

　横隔膜はもともと胸椎下端〜腰椎上端から発しており、背側はかなり厚く強固に脊椎に付着します。胸椎下端〜腰椎上端には大腿骨から骨盤を抜けて腸腰筋が伸びていて、腰椎への付着部は横隔膜と重なり合っています。位置が重なっているだけでなく、横隔膜と腸腰筋は神経も交差していて、例えば「立ち姿勢で片足の

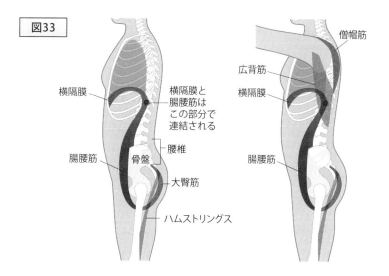

図33

僧帽筋

広背筋

横隔膜

横隔膜

腸腰筋

横隔膜と腸腰筋はこの部分で連結される

腰椎

腸腰筋

骨盤

大臀筋

ハムストリングス

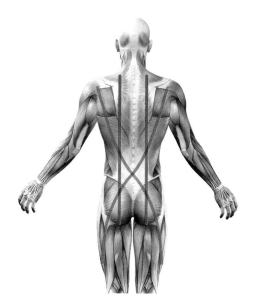

肺活動の平行線ルートと交差線ルート

ヒザを持ち上げるとそのとき無意識のうちに息を吸っている」と
いった連係が起こります。このように横隔膜の下端と腸腰筋の上
端が交わる位置は上肢の動作にかかわる筋と下肢の動作にかかわ
る筋の交差点でもあります。この辺りはオヘソの裏側にあたる背
骨の第2・3腰椎（東洋医学で言う命門）と考えることができま
す。またインナーマッスルボックスの左右の中心（要）とも言え
ます。加えて、前項で述べたようにあらゆる身体動作の起点とな
る腹横筋もその周囲に配置されるという、身体動作の根幹とも言
える部位です。このように、横隔膜は身体の中心を占めていると
同時に動作の中心でもある…と言っても過言ではありません。

❸肺

　肺は呼吸の目的であるガス交換の機能を有する臓器ですが、ガ
ス効果のための空気の流入と排出については胸郭と横隔膜の動作
に頼っています。肺の内部は肺胞と呼ばれる小さな空気袋の集ま
りで肺胞は分岐を繰り返す気管支から気管を経て喉〜鼻腔〜体外
へとつながっています。気管支は気管から最大21もの分岐を経
て肺胞に達していて、肺胞自身が胸郭や横隔膜の動きで伸縮して
外気を流通させ肺胞粘膜を通じてガス交換を行います。

　前にも述べましたが、気管支の分岐は生体の常で両方が均等に
なることはほとんどなく、程度にもよりますがどちらかが太くも
う一方は細くなります。この差は空気の流れが遅いときには問題
になりませんが、流速が増すにつれて細い方には流れにくくなっ
ていきます。流体力学の法則からすると、気流の乱れを考慮しな

いとしても気道の直径が半分になれば気流抵抗は 16 倍になると言われています。呼吸が早く荒くなるほど肺の隅々まで吸気が届かなくなるのです。多くの酸素を必要とするときもゆっくりと深呼吸することが良い結果につながる理由はここにあります。

　肺は柔軟で伸縮性のある構造になっています。また内部は粘膜に覆われ湿潤な環境に保たれます。（ちなみに肺の中の湿度は100%）そのことと縦に広がる構造によって重力の影響で下部の密度が高まり肺胞が広がりにくくなります。

　肺の上下密度偏倚を解消するには横隔膜の動きを十分に活用して肋骨下端や横隔膜の脚部（胸椎下端に付着する部位）をしっかり動かすことにつきます。

　筆者らは胸郭下部と横隔膜脚部を使って肺の背面下部を広げる呼吸法を「背式呼吸」と呼んで推奨しています。この呼吸法は肺全体の活性を強化し、肺胞を潰れにくくすると同時に炎症によって肺内部に滲出した胸水の排出を促すことも期待できます。背式呼吸の詳細は実技編を参照してください。

❹換気の基本

　呼吸は肺の中に外気を取り込んでガス交換した後に吐き出す行為です。息を吐ききっても肺の中には一定の空気が残ります。肺の中の空気を全部無くすと次に息を吸う時に非常に力がいりますし、肺胞同士がくっついてしまいます。風船を膨らます時の最初のひと吹きの呼吸を思い出してください。最初の膨らみを作るのがとても大変です。ほどほどに空気（残気）が残っていることが

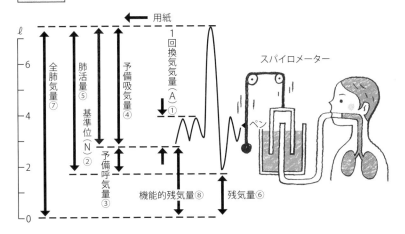

図34

生理学的には素晴らしいことなのです。残った空気の量を残気量と言い、もったいないことですが私たちの身体の構造として仕方ない点です。換気するための動力は横隔膜、肋間筋などの筋力に頼ります。ただし、多くの場合息を吸うときに筋力を使い、息を吐くときは吸気で使用した筋が弛緩して、膨らんでいた肺や胸郭が自らの弾力でもとの姿に戻ろうとする力で空気を排出します。膨らんだ風船が萎むときと同じです。

　前にも述べたスパイログラムのグラフで可視化された空気の出入を、順を追って見ていきましょう。

①安静時換気量（一回呼吸気量）

　安静にしているときの呼吸で一回に換気する量です。500ml程度といわれます。

②基準位

安静時換気量の下限（息を吐いたポジション）を基準位といいます。私たちの身体は息を吸っても吐いてもこの位置に戻ろうとします。いわば呼吸（胸郭や横隔膜が力を発揮するとき）の力学的ニュートラルといえるポジションです。ひとが亡くなったとき「息を引き取る」と言われるのは、亡くなる前に吸った息が身体の弛緩で呼気となって吐き出されることをいいます。

③予備吸気量

安静時吸気の値からさらに努力して吸った最大値です。基準位から 2000 ～ 2500ml 程度といわれます。

④予備呼気量

基準位から努力して息を吐ききったときの値です。基準位から 1000ml 程度といわれます。

⑤肺活量

よく知られる指標ですが、安静時換気量と予備吸気量、予備呼気量の 3 者を足した値です。成人男性では 4000ml、女性は 3000-3500ml 程度といわれます。

⑥残気量

基準位から努力して息を吐ききったとき肺の中に残る空気の量です。1500ml は残るといわれています。

⑦全肺気量

肺活量と残気量を足した値で、肺の正味容積をあらわします。一般に 5500-6000ml といわれます。

⑧機能的残気量

予備呼気量と残気量を足した値です。基準位（ニュートラルポジション）でどのくらい肺に空気が残っているかをあらわします。

　これらの値は肺に出入りする空気の量をあらわしますが、肺の機能は出入りする容積だけでなく息を吐き出す速度も評価の対象になります。大きく息を吸いきった状態からできるだけ素早く息を吐き出し、１秒間で肺活量の何％を吐き出せるかの値（努力性肺気量の１秒量）を測ります。この値と対象者の身長、体重、年齢による計算式によって「１秒率」という値を算定します。「１秒率」は71％以上が正常値で、この値は気管支喘息やCOPD（慢性閉塞性肺疾患）および喫煙者では低下し、これらの病気では１秒率が低下するほど息苦しさが増すといわれています。
　安静時に息を吐く力は「吸気で蓄えた筋線維などの弾性を利用して行われ、呼気筋の筋力は使わない」と述べましたが、肺が基準値の戻ろうとする働きは息を吸ったときも吐いたときも同じようにはたらきます。そのため、努力して吐ききったあとは、身体を緩めるだけで息を吸うことができます。このように、力学的なニュートラルポジションは呼気にも吸気にも公平です。安静時呼気に筋力を使う必要がないのは、ニュートラルの位置が基準位にあるおかげなのです。

　換気を考える上で忘れてならないのは「死腔量」です。
　呼吸のガス交換は肺胞で行われますが、私たちの身体を出入りする空気の量と実際に肺胞でガス交換に関わる空気の量はイコー

ルではありません。呼吸に関わる空気の量には口の中（口腔内）やノド（咽頭）、気管〜気管支の容積も含まれますが、これらに留まる空気は肺胞には届かず、ガス交換には関わることができません。これを死腔量といい、全体で150ml程度といわれています。安静時換気量は500ml程度ですから、そのうち150mlが死腔に留まり、実際にガス交換に関わるのは残りの350mlなのです。

　死腔量150mlのうち口腔内と咽頭部分の容積は65mlといわれます。実はこの容積、首の姿勢で変化することがわかっています。アゴを引くことでその容積は35ml程度に狭まるのです。そうなると死腔量は120mlに減りますが、反対にアゴを出して首を伸ばすと口腔内と咽頭部分の容積は100mlに増加して、死腔量は185mlとなります。その差は65ml。安静時呼吸の一割以上です。

　安静時換気量が500mlで変わらないとすれば、実際にガス交換に関わる空気の量はアゴを引いたとき385ml。アゴを出して首を伸ばしたときは315mlと計算できます。実質換気量が姿勢で変化するわけで、アゴを引いて姿勢を正すのは、見た目だけでなく呼吸機能にもかかわる問題なのです。長距離走で疲れてアゴが上がってきたときに「アゴを引け」と言われる理由はここにあります。

❺呼吸と動作は密接な関係にある

　呼吸と身体動作の関わりについてはこれまでも触れてきましたが、実技編に入る前に整理しておきましょう。

これまでも折に触れて述べてきたように、腹腔のインナーマッスルボックスは私たちのすべての身体動作において力の起点となる場所です。インナーマッスルボックスの直上には胸郭があり、このふたつは一体となってはたらくようにできています。私たちの上肢は肩関節を介して、下肢は股関節を介してインナーマッスルボックス＋胸郭の連合体と直接結びついているわけで、このことからもすべての身体動作がインナーマッスルボックス＋胸郭の連合体との結びつきで成り立っていることがご理解いただけると思います。

　身体活動を考えるとき、力強さと精密さのバランスは重要な項目となります。筋の性質はそのサイズが深く関わり、大きな筋は力強い動作を得意とし、小さな筋は精密な動きを得意とします。インナーマッスルボックスを構成する腹筋（腹直筋、外腹斜筋、内腹斜筋、腹横筋）、横隔膜などは大きく力強い動作を得意とする筋群です。それに比べて胸郭の主要な動力である外肋間筋、内肋間筋は小さな筋が連なって連係し胸郭全体を動かします。これらの筋の特性と配置を考えると、インナーマッスルボックスで重心位置を強固に支え、その上で胸郭が緻密に動いて全身の動作バランスに寄与することが理解できます。

　直立姿勢で生活することを手にした人類は、２本の足で身体を支えて動く宿命を抱えています。２本足での移動は身体の垂直軸を保たなければならないので、垂直運動軸の理解と具体的な使い方はあらゆる運動、スポーツのコツに含まれます。

　垂直運動軸と呼吸、このふたつ実は密接な関係にあるのですが、

まずは垂直運動軸を見てみましょう。

　軸といっても身体の中に実際に軸が通っているわけではなく、関節の動作軸を基準とします。身体全体を支える意味から下肢の軸から見ていきましょう。

　下肢には3本の軸が存在します。

①垂直軸

　地面に垂直の軸で構造との関係はありませんが、構造に関する軸を考えるときの指標となります。

②解剖軸

　大腿骨と脛骨の構造に沿った軸で、大腿骨と脛骨では垂直軸に対しての角度が違います。大腿骨は足を閉じたとき垂直軸に対して5〜10°外に傾いています。

③運動軸

　機能軸ともいわれ、大腿骨頭の中心から足関節の中心を結んだ線です。大腿骨頭の中心は股関節の中心でもあり、股関節中心を

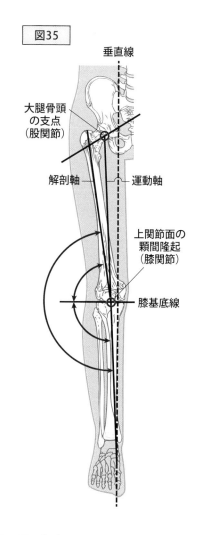

図35

垂直線

大腿骨頭の支点（股関節）

解剖軸 — 運動軸

上関節面の顆間隆起（膝関節）

膝基底線

通る軸ともいえます。立位での運動では最も習得してもらいたい
軸です。

　下肢の動きは運動軸を中心としますが、太ももを動かすときは
解剖軸を意識しやすくなります。実際には股関節中心を軸とする
動作であっても、大腿骨に沿った軸を意識してしまうことでムダ
な力を浪費してしまうことがあります。図36に見られるように、
上体の重量も股関節を通り下肢に伝わります。このことからも、
運動軸（運動軸）として股関節を意識して軸を使えるか否かは全
身運動のパフォーマンスに影響することがご理解いただけると思
います。

図36

上体の重量は左右の
股関節に乗っている

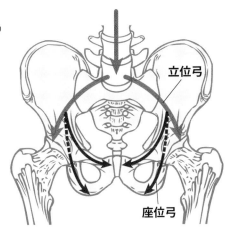

　体幹の軸についても同じようなことが言えます。体幹は脊椎が真ん中に通ることで縦軸は脊椎の一本軸と思われやすいのですが、脊椎の軸としての機能は**図37**にあらわしたようにひねり角度は限定的なのです。体幹においても軸の機能としては股関節を通る垂直軸がもっとも有効な機能を有します。歩くときや走るときでも、両方の股関節が交互に体重を支えていることを考えれば、体幹の軸も左右の股関節中心を通ると考えるのは理にかなっています。

　呼吸と体幹の軸については、さらに密接な関係にあるのです。具体的には、中心軸を使い体幹を捻ったときと、股関節を通る2本の軸を使い分けて体幹を捻ったときでは、胸郭の動きに明らか

図37

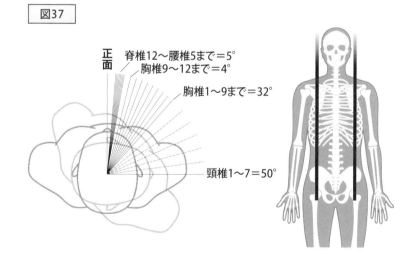

正面

脊椎12〜腰椎5まで＝5°
胸椎9〜12まで＝4°

胸椎1〜9まで＝32°

頸椎1〜7＝50°

図38

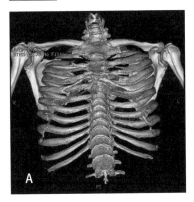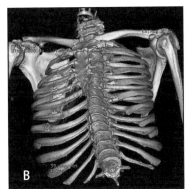

な差があることが研究で判明しています。**図38**はひねり動作を行ったときのCT画像です。A図は体幹の中心軸で捻ったときの画像、B図は左の股関節を軸（画像では向かって右）として捻ったところの画像です。ご覧のように結果にはかなりの差があります。股関節軸で捻った方が肋骨の動き（上下の開き）が大きいことがはっきりと見て取れます。

　このように、体幹のひねりをともなう動きをするとき左右の股関節を使い分けて動くことで胸郭の運動領域は拡大するのです。胸郭の動きの差はそのまま呼吸量に直結するとともに、呼吸を意識することが運動のパフォーマンスに影響を与えるとも考えられます。軸として用いた側と比べて反対側の胸郭が広がりやすいということは、ひねり動作とともに広がりやすい側の胸郭を意識して息を吸うことで動作のパフォーマンスが向上する可能性があるわけです。動作とともに息を吐く必要があるときは、軸と同じ側

の胸郭を意識して息を吐きながら動作することが良い結果につながると言えます。

このように、呼吸と動作は運動軸を通して意識・無意識を問わず密接に連携することは間違いのない事実です。動作に呼吸を合わせることがパフォーマンスの改善につながるだけでなく、呼吸によって動作の円滑性を増したり、力強さを引き出すことも可能なのです。

4. 呼吸法で得すること

❶健康維持・増進

健康の維持・増進は誰もが願うことであり、そのために書かれた書籍（本書もそのひとつですが）や情報はもとより、サプリメント、健康教室やスポーツジムに至るまで、話題に事欠かない今日この頃です。

健康維持・増進の要は何といっても身体を構成する細胞のひとつひとつが元気であることでしょう。例えば肺の場合、ガス交換の役割を担う肺胞の弾力（柔軟性）が失われると、十分に息を吸い込むことができず、ガス交換の効率が悪くなります。細胞の弾力は引っ張る力については細胞膜が、圧迫される力については細胞骨格と呼ばれる細胞内組織が担っています。どちらもタンパク質組織で代謝によって日々更新されています。細胞の代謝を促進するには運動や栄養による活性強化と酸素の供給、そして老廃物の除去です。つまり、呼吸はすればするほど肺胞の活性を高めて

くれるわけです。逆に呼吸力が落ちれば肺の細胞も弱体化してしまいます。

　肺を構成する細胞だけでなく、骨格を形成する骨も呼吸動作で活性化されます。特に肋骨と胸骨をつなぐ肋軟骨は歳を重ねるにつれて骨化（軟骨が骨に置き換わる現象）が進みやすくなります。運動不足が加わると骨化はさらに促進されると言われています。肋軟骨が骨化すると肋骨が広がりにくくなるので、なるべく骨化が進行しないように努力を怠らないことが肝要です。肺胞組織にとっても胸郭を構成する骨にとっても、呼吸法はそれ自体の活性化を促す決め手となります。酸素の取り込みは身体全体の細胞の代謝に関わることからも、呼吸法の重要性は認識していただけることと思います。

　ただし、過度な呼吸、激しい運動やさまざまなストレスは活性酸素の増加につながり、それはタンパク質組織の老化を促進する最大の要因となります。

　呼吸法を日常に取り入れることによって、呼吸器やその周囲の骨格、筋の活性を高め、過度な運動やストレスを取り除くことが健康の維持増進の近道であることは間違いありません。

❷もしものときの備え

　また、呼吸力の向上は、もしものときの備えにもなります。例えば、不幸にして病気やケガで全身麻酔の手術を受ける必要に迫られたとき、呼吸機能が高ければ麻酔の難易度を低下させ、術後合併症の発症や呼吸機能低下などのリスクを軽減してくれます。

何か不慮のケガや病気になったとき、呼吸の「余力」は必ずあなたの役に立つのです。

❸運動能力の下支え

運動能力の評価は筋力や速度で表され、パフォーマンスのベースは「筋力」と考えるのが一般的です。中でも全身を支えて活動する源として下肢の筋力は重視されがちです。腕の動きも体幹につながる大胸筋や三角筋、広背筋など大きな力の出る骨格筋が注目を集めます。しかしながら手足の活動は活発になればなるほど、中央でそれらを支えて力の配分をコントロールする体幹のコーディネート能力がパフォーマンスの決め手となるのです。体幹のそのまた根幹は、これまで幾度となくご紹介しているインナーマッスルボックスであり、微調整を得意とするのはインナーマッスルボックスの上に位置する胸郭に他なりません。呼吸の要は運動パフォーマンスの要でもあります。下肢は片足だけで10kg、上肢は片方5kg程度の重量があると言われます。それほどの重量のものの動作を繋いで連係をとるのですから、体幹

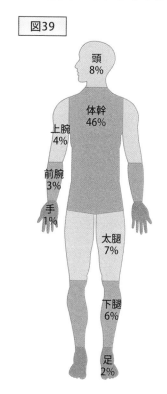

図39

頭
8%

体幹
46%

上腕
4%

前腕
3%

手
1%

太腿
7%

下腿
6%

足
2%

の存在とパフォーマンスは重視されて当然です。ただし、この運動能力を引き起こすには体幹の体形が最も重要です。古来武道で呼吸法が重視されるのは、この武術的な理想の体幹体形を作るのが目的の一つではなかったのではと思います。

❹心のケア

　深呼吸に心を落ち着かせる働きがあるのは周知の事実です。緊張を解くためには、ゆっくりと深い呼吸をすることで交感神経の興奮を抑え、副交感神経の活動を優位にすることができます。

　私たちの身体は息を吐くときに緩みやすくなっているので、深く息を吸って意識的にゆっくりと吐くことで身体も心もリラックスしやすくなります。落ち着きを得るためのコツは、息を吸うことを重視せず、吐くときゆっくり時間をかけて吐くことです。このとき腹筋を使ってお腹を引き締めながら息を吐くと横隔膜が緩みやすくなり吐く息の量も増えます。そうすることで次に吸う息の量も増え、さらにゆっくりと息を吐くことができるようになります。

　自律神経は意思でコントロールすることはできませんが、自律神経で調整される生理現象の中で呼吸だけが自分の意思でコントロール可能です。特に横隔膜の上下運動の大きな振幅は副交感神経活動を優位にするため、前述した血圧のコントロールもその影響によるものです。そのため意識的に呼吸をコントロールすることで、呼吸を介して自律神経に働きかけることができるのです。それによってパニック発作などの自律神経症状を未然に防いだ

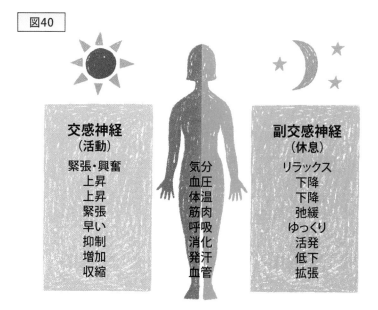

図40

交感神経
（活動）

緊張・興奮
上昇
上昇
緊張
早い
抑制
増加
収縮

気分
血圧
体温
筋肉
呼吸
消化
発汗
血管

副交感神経
（休息）

リラックス
下降
下降
弛緩
ゆっくり
活発
低下
拡張

り、不安や緊張を解いたりすることも可能になります。呼吸は自律神経の「窓」と例えることができ、それを通じて自律神経への意識的アプローチすることができます。呼吸法は自律神経に働きかける道具として活用できると言うことです。

❺身体に良くない呼吸法もある

　いくら身体に良いと言っても呼吸し過ぎるのはお勧めできません。呼吸法も目的に合わせて選び、適切に活用していただくことが良い結果につながります。

　呼吸は延髄にある呼吸中枢で血液中の二酸化炭素の量（二酸化炭素分圧、$PaCO_2$）によって代謝調節されています。パニックで呼吸が激しくなる「過呼吸症候群」では、激しい呼吸で二酸化

炭素を過剰に排出してしまい「呼吸性アルカローシス」と言われる状態になります。必要以上に呼吸を繰り返すことで病的な状態になることもあり得るのです。これでは身体に良いわけがありません。以前も述べたように、速く激しい呼吸は気管支の分岐で流入する空気の量が不均等になりやすく、その状態では肺胞のガス交換能力を効率よく使うことができなくなります。また、速い呼吸、強い呼吸は血圧の上昇を招きやすく、高血圧や高脂血症の方は注意が必要です。

　意識的に呼吸を止めて行動調節してみたり、喘息や肺気腫など呼吸不全の状態では、酸素が不足して二酸化炭素分圧が高くなる「呼吸アシドーシス」と言われる状態（代謝調節）になります。呼吸法の中には「息を止める」ことを推奨するものもありますが、あまりお勧めできるものではありません。

　「速い呼吸」「不用意に強い呼吸」「息を止める」の３形態は身体に良くない呼吸法と言え、これらは避けることをお勧めします。

　注記：血液が正常値よりも酸性に傾くことをアシドーシス、アルカリ性に傾くことをアルカローシスと言います。

⑥高齢化社会だからこそ活用したい呼吸のこと
１）介護を受ける前に貯めておきたい…筋活呼吸法
○命を守る吐く力（呼吸法は命を守る術）

　長寿時代の到来とともにコロナ禍にも巻き込まれた現代社会は、医療や介護のあり方についても見方を変えさせられたと言っても過言ではありませんが、「日本人の二人に一人はがんで亡く

なる」という現実は変わっていません。がん予防はどこまで行っても早期発見が基本、それも事実で、日本人全体として更なる意識付けが必要であることも変わりません。ただし、不幸にしてがんを罹患したとしても死因ががんであるとは限らないのが実情です。高齢者は色々な疾病に侵されますが、亡くなる原因として危惧されるのは実はがんや脳血管障害ではなく、直接死因の半数は各種の肺炎です。喀痰喀出能力が低下するために、誤嚥性肺炎の危険性が増加します。

　ひとであれば、できれば人生の最後まで食べることは諦めたくないものです。しかし原因はさまざまあれど、生活動作に支障がでるようであれば食事を飲み込む力（嚥下力）が低下するのは仕方ないことかもしれません。

　それであれば尚更、飲み込む力を日頃から鍛えておくことはムダでないと思われます。よく舌を動かすこと、よく声を出すこと、大きく呼吸をすること。日頃から意識しておきたいことは数多くありますが、もっとも大切なことは肺が元気であることと肺活量が十分にあることでしょう。多少飲み込みに失敗しても、吐き出す力と感染に負けない免疫力があれば誤嚥性肺炎のリスクを減らすことができます。吐き出す力の源は呼気

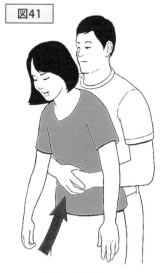

図41

ハイムリッヒ法

筋、呼気補助筋の筋力ですが、これは先に紹介したインナーマッスルボックスの力に頼ること大です。そしてもうひとつ忘れてならないのは肺活量。年齢は重ねても肺活量を減らさない工夫は重要です。肺活量を維持することは吸い込む力と吐き出す力を両方つけること。肺活量が一定程度あれば不幸にして誤嚥になってもハイムリッヒ法（Heimlich maneuver/ 腹部突き上げ法）など気道確保法の効果が上がります。呼吸筋に力があれば咽せ込んで吐き出す力も強くなり異物を排泄しやすくなります。もちろん嚥下力も日頃からしっかり鍛えておきたい事項ですが、誤嚥性肺炎を防ぐ最後の砦は「咽せ込む力（自ら吐き出す力）」なのです。呼吸法でインナーマッスルボックスを鍛えておくことは、日常活動で身体を鍛えたり心の健康を保ったりするだけでなく誤嚥性肺炎を防いで命を守る要にもなります。

飲み込む力が弱くなった方には呼吸法を加えた「嚥下おでこ体操」をお勧めします。口腔機能の低下はフレイル（加齢や疾患によって身体的・精神的なさまざまな機能が徐々に衰えた状態のこと）の一症状です。嚥下おでこ体操は喉周囲の筋肉の強化運動（日本摂食嚥下リハビリテー

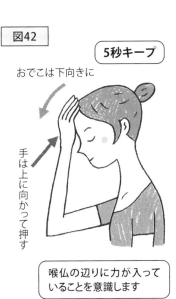

図42

5秒キープ

おでこは下向きに

手は上に向かって押す

喉仏の辺りに力が入っていることを意識します

ション学会医療検討委員会編）で、我々は従来の体操に加え、おでこを押さえる時に「イーッ」と歯を食いしばってと言わせて逆腹式呼吸で息を吐かせて筋肉を強化させています。

食前に体操を5秒間、5〜10回を勧めています。

○肺活量と腹圧を確保しよう

十分な呼吸力を身につけた身体を構築することは明るい人生を謳歌することにつながります。ではそのための準備はいつすればよいでしょうか。もう歳だから…とか、病気になってしまったから…とかお考えかもしれませんが、どんな状況でも遅すぎることは決してありません。もちろん、今とても健康だと自負している方にとっても呼吸力の向上は健康力の嵩上げはもとより、来るべき未来に対する投資として必ずお役に立ちます。ぜひ後半の実技編で呼吸力への投資を始めていただきたいと思います。

○シニアの呼吸力を守れ

誰にでも言えることですが、加齢にともなって肺活量は減少していきます。仕方のないことと諦めるのは簡単ですが、できることなら加齢の進行を食い止めたい…誰もが願うことです。呼吸力はそれ自体が命を繋ぐバロメーターです。減少を予防するための努力は何歳になっても遅くありません。ただし体力に応じた効率よい方法をとるべきでしょう。

シニアの方々にとっての呼吸機能を考えるに、もっとも鍛えていただきたいのは腹横筋です。腹横筋の活動力を維持できれば内

臓への働きかけや自律神経への働きかけ、循環器への働きかけなど、健康を維持するために有効な手段を手にすることができます。腹圧のコントロールに長けた「上腹部を使う腹式呼吸」を日常に取り入れることで、知らず知らずのうちに腹横筋を鍛えることができます。この腹圧呼吸法と呼吸筋ストレッチをいくつか組み合わせて行えば肺活量の減少も防ぐことができるでしょう。腹横筋を意識した呼吸法によって呼吸が上手になってくると側腹部が左右横に広がって動くようになります。これは横隔膜が元気に動いている証しでもあり、呼吸力の証明でもあります。

○転ばぬ先の簡単肋間筋トレーニング

　先にも述べたように、加齢による転倒を防ぐためには足腰を鍛えることとともに数 kg に及ぶ重い頭部（体重比で約 10%）を支える胸郭の運動能力もたいせつな要素となります。意識的に肋間筋を動かす運動を日常に取り入れることは文字どおり「転ばぬ先の杖」となります。

　実技編でご紹介する「鍋底拭き呼吸」はもっともお勧めの肋間筋トレーニングになります。同じく実技編にある「脊柱運動」とともに日常に取り入れていただけると良い効果を得ることができるでしょう。

○脚力＋呼吸力のためのエクササイズ

　横隔膜と大腰筋が連係して活動することをご紹介したように、脚力と呼吸力はかなり密接な関係にあり、足腰の筋力を増強する

ことがもっとも呼吸力をアップさせる、もしくは呼吸力が減退しないとされています。呼吸法によって呼吸力を維持するとともに脚力もつけておきたいところです。ここではとても簡単で安全な脚力トレーニングの方法と、呼吸の合わせ方をご紹介しておきましょう。

⑴ 手すりのあるところにイスを用意する。

⑵ 座って無理なく手すりをつかめる位置にイスを置き、その前に立つ。

⑶ 手すりを持ったまま、ゆっくりイスに座る。

⑷ 座面にお尻が着く手前、拳ひとつ分空けて止まる。

⑸ そのまま少し間をとってから座面にお尻を載せる。

⑹ ゆっくり立ち上がる。

図43

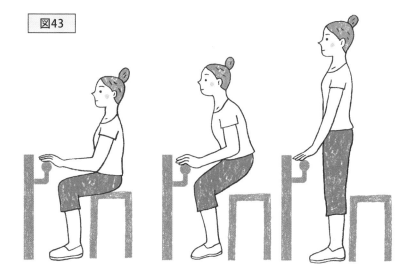

以上を体力に合わせて数回繰り返します。途中で拳ひとつ分空けて止まる時間はまず10拍数えるのを目標に、最初は短めにして慣れてきたら長めにとりましょう。慣れてきたら動きを止めているときお腹を引き締めてゆっくり呼吸をするようにしてください。意識呼吸が加わることで腹圧トレーニングの要素も加わります。

　止めた状態で十分時間をとれるようになったら上級編に移行します。

　上級編は、まず座り込み動作をゆっくり、時間を引き延ばして行います。拍数を数えながら行うのも良い方法です。

　手すりにつかまることは安全を確保する上でとても重要です。また、ヒザに負荷のかかる運動なので下肢のアライメント確保に留意してください。具体的には、しゃがみ込む過程でつま先とヒザの方向が合っていること。立った姿勢で足の置き方に配慮が必要です。しゃがみ込んで止まったとき、ヒザの位置がつま先より前に出ないようにイスの位置を調整することもたいせつです。これは立位になっても応用できる姿勢の注意点です。

　無理のない負荷レベルで行っていただければ良い結果につながると思われます。

2）ケアラーなら知っておきたいリスクマネージメント呼吸
○ふたり分の身体を同時にケアするためには丹田を知ること

　ひとの介護をするということはハードウエアとしての人体を扱う要素もあります。介護機器の普及発展には目を見張るものもあ

りますが、まだまだ人手に頼る状況であることは間違いありません。ひとの身体を動かす…ということについてはさまざまな状況が考えられますが、こと移動についてもっとも重視すべきは質量中心の理解でしょう。その人の重心の位置と、そのとき地についている足が地面から受けている反力の関係が、動きのあるなしにかかわらず、その人の安定を決定づけます。

多くの方がご存じと思いますが、中医学に「丹田」という用語があります。丹田が身体のどこにあるかはこれまでさまざまに論じられていますが、腹腔内中心部との解釈が一般的と言えるでしょう。丹田の意味・成り立ちや機能についてはここでは述べませんが「気持ちを落ち着けるために丹田を意識する」といったことを一度は聞かれたことがあると思います。そのことは丹田が「身体の質量中心」とイコールであることの証しと言えるかもしれません。丹田＝重心の宿る場所と考えれば、丹田の安定は心身の安定でもあると考えられます。

このことは、ふたり分の身体を同時に移動やケアをする場合に欠かせない動作要素になります。ご自分の丹田の意識が十分あることで、相手の丹田との位置関係や筋活動のレバレッジ（テコの原理）作用導線をつかむ感覚を養うことができます。丹田の意識涵養には何をさておき腹式呼吸。自分の質量中心を十分に意識することで相手の身体の扱いにも連関性が生まれてくるはずです。

○腹圧ブロックを確立しよう
インナーマッスルボックスの強化と腹圧を有効活用できる動作

のコツを身につけることは、肉体を駆使するエッセンシャルワーカーの方々にとってとても有効な健康維持対策となります。

　特に日常的に重量物を扱わなければならない方々はインナーマッスルボックスを意識して活用することで、仕事の質が向上するとともに不慮の事故を防ぎご自分の身体を守ることにもつながります。インナーマッスルボックスに支えられて胸郭が安定すると腕の動きから手先の細かい作業までクオリティが上がるのです。それは仕事の余裕を生むと同時に気持ちのゆとりにもなります。身体の安定は心の安定でもあり、ゆとりのある作業は安心安全につながるのです。身体を酷使する仕事に必要とされるのは筋力ばかりではありません。身体の酷使をともなう仕事をする上でもっとも重視すべきは動作のコーディネート能力であり、それを培うためにもっとも有効なのはインナーマッスルボックスの強化と使い方の経験値です。本書はインナーマッスルボックス活用にフォーカスしたエクササイズを実技編に用意してあります。動作の基本は神経難病リハのために開発されたエクササイズで、身体の緊張を解くとともにインナーマッスルボックスの筋力を増強できるプログラムとなっています。ぜひ多くの方に活用していただき、仕事のクオリティアップと安全確保に役立てていただければと思います。

○**腰痛対策は漏気から（武術呼吸で体を守る）**
　漏気ということばは耳慣れないかもしれません。もとを質せば武術用語で、大きな負荷に耐えながら移動するときの要領を示す

ことばです。具体的にはインナーマッスルボックスを活用して腹圧を高めたまま動けるようにする鍛錬方法で、要点は腹圧を高めたまま呼吸をすることにあります。腹圧を高めたままなので深く呼吸することはできず、かすかに漏れるように息をする（線香の煙がたなびくような呼気をする）ことから「漏気」と言われるようになったと思われます。漏気を理解できると、重いものを移動させるときや強い筋力を必要とする場面で腰椎を安定させることができ、それによって動作の正確性も向上します。もっとも大きな利点は腰痛対策になることでしょう。

　漏気を実現する姿勢で特徴的なところは骨盤の前傾角度です。漏気で腹圧を高めようとするとき、骨盤の前方を持ち上げる形にならないと腹筋の力を有効に使えません。図のような骨盤の使い方をすることで、腹圧の上昇と腰椎の彎曲調整が加わって腰痛になりにくい姿勢となります。

　この体形は前述した"戸板を抱く站椿功"と組み合わせることにより肺活量の向上が期待できます。

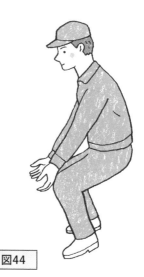

図44

漏気とは、高い腹圧を維持したまま呼吸を止めずに動くための方法。骨盤が後傾し腰椎の彎曲が平坦化すると腹圧を維持しながら負荷に耐えることができる。

5. 呼吸と姿勢・動作についてのまとめ

❶呼吸と姿勢

　呼吸をする上で姿勢はかなり重要なファクターとなります。正しい姿勢は呼吸にも良い影響を与えます。例えば、猫背がひどくなると肺活量が減少しますし、首が前に垂れることで死腔が拡大して安静時呼吸の換気効率が悪化します。姿勢が悪くなれば身長が縮むこともあります。姿勢の変化は足の長さに影響しないので、姿勢が悪くなって縮むのは胴体。肺の上下長も短くなって肺活量が減少し換気効率がさらに悪くなります。姿勢の改善は呼吸と直結すると言っても過言ではありません。

　姿勢を正すことで呼吸に悪い影響がでることはありませんから、正しい姿勢を知ることは呼吸にとってとても重要です。ここでは簡単な姿勢チェック法をご紹介して呼吸法を実践する上での糧としていただきたいと思います。

　姿勢を確認する方法はとても簡単です。

　まず適当な壁の前に立って、壁に背を向けて踵、背中、後頭部を壁に密着して直立します。この３カ所を壁につけた姿勢を苦もなく保つことができれば、正しい姿勢で呼吸法を実践できる基礎ができていると考えられます。背中と後頭部を壁に密着させることが辛い場合は猫背になっているかもしれません。そのような場合は背筋を鍛えるエクササイズが有効です。またご紹介した壁に背を向けて立つ姿勢確認法を続けることでも姿勢は改善されてい

きます。

　普段の生活で立ち姿勢の場合、壁に密着した姿勢を思い出してください。インナーマッスルボックスより頭側は常に背筋を伸ばし、特に"うなじ"を伸ばして顎を引く気持ちで立ってください。そしてインナーマッスルボックスの骨盤部分でちょっとだけ後の空気椅子に腰掛けるようにしてください。顎を引いても、"うなじ"を伸ばしておくと、息は違和感なく普通のように吸えます。また今まで猫背の原因は骨盤の後傾にあるとされていましたが、近年の研究では骨盤の前傾が原因であることが判明してきました。骨盤の前傾は脊椎の生理的Ｓ字カーブ彎曲がより強調されて猫背姿

図45

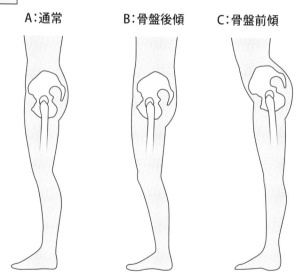

A：通常　　　　B：骨盤後傾　　　　C：骨盤前傾

骨盤を少し後傾させた姿勢を身につけることでインナーマッスルボックスを活用できる。骨盤の前傾後傾コントロールは猫背や腰痛の予防にも有効。

勢を作っています。前述したように呼吸法で求める上半身は垂直に、骨盤はわずかに椅子に座った体形が理想的な姿勢を作ることがお分かりになったでしょうか。

　良い姿勢は呼吸法の効果を高めるだけでなく、胃腸の消化機能を高めるなど、さまざまな意味で健康増進に役立ちます。また日常的に呼吸法を続けることは一時の姿勢の改善に役立つだけでなく、将来にわたって良い姿勢を維持するためにも有効です。

❷呼吸と動作

　呼吸と動作については、あらゆる動作に呼吸が関与していることは間違いありません。例えば、イスから立ち上がる動作は息を吸いながら行っていますし、立ち姿勢からイスに座るときは息を吐いています。

　立ったままヒザを上げるときは息を吸いながら上げていますし、ヒザを下ろすときは息を吐きながら動作します。これらの動作、息を止めたままやってみたり、逆の呼吸で試してみるとかなり不自然であることがわかります。

　このように呼吸と動作は密接に関わっています。そのことをもう少し掘り下げるために体感して確認できる方法をご紹介します。身体部位ごとの簡単な動作で身体活動のプロフィールを探ってみましょう。

　それぞれの動作を行いながら自分の呼吸がどうなっているかを感じてみてください。

1）上半身の姿勢と呼吸1

●イスに座って身体をリラックスさせましょう。

●その姿勢から首を上に引き上げるように上体を伸ばしてみましょう。

胴体が伸びるとき、息を吸っているはずです。

●伸ばした上体の力をスッと抜いてリラックスさせましょう。

力が抜けるとき息を吐いているはずです。

図46

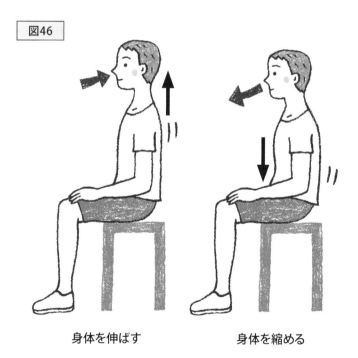

身体を伸ばす　　　　　　身体を縮める

2) 上半身の姿勢と呼吸2

●同じ姿勢でリラックスしたまま、背中を反らせてやや上を向き
　ます。

　このときは息を吸っています。

●次にやや下を向きながら背中を丸めてみましょう。

　このとき息は吐かれています。

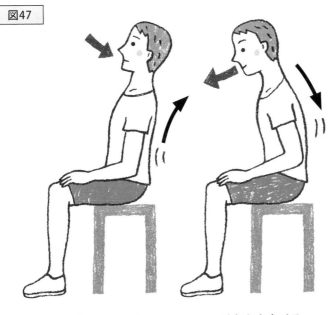

図47

　　　せなかを反らす　　　　　せなかを丸める

この一連の動作を、意識的に呼吸を逆にして試してみましょう。

図48

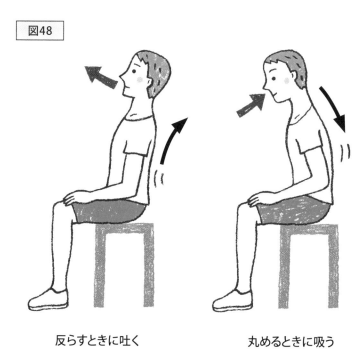

反らすときに吐く　　　　　　丸めるときに吸う

●リラックスした姿勢から、息を吐きながら背中を反らせます。
●次に息を吸いながら、やや下を向き背中を丸めます。
　前と違って少し不自然でやりにくく感じると思います。
　しかし幾度も繰り返して慣れてくると自然にできるようになり
　ます。

意識的に不自然な呼吸もできてしまうことは、呼吸筋の鍛錬に伸張性収縮 (注) を活用できることにつながり、呼吸法を学ぶ上で重要と言えるのです。

- -

【まとめ】

息を吸うと上体は伸び、吐くと縮む。

胴体を反らすときは息を吸いやすく、丸めるときは息を吐きやすい。

- -

注：伸張性収縮

エキセントリック収縮とも言われ、動作の主動筋が外から加わった力に逆らって伸びながら筋力を発揮する状態を言います。伸張性収縮は短縮性収縮と比べて発揮される筋力が大きく、意識的に活用することで筋力の維持向上が効率よく達成できます。その半面、故障が多くなるという欠点もあります。自然呼吸で行われる吸気・呼気を逆に行うことは呼吸筋の伸張性収縮を利用することでもあります。呼吸法で使う限りは伸張性収縮の欠点を考慮する必要はないと思われます。意識的に活用することで呼吸筋の活性強化につながるはずです。

3) 首の動きと呼吸

●イスに座ってリラックスした姿勢で、首を上げて上を見上げて
　みましょう。

　このときは上体の姿勢はそのままでも息を吸っているはずで
　す。

●もとの姿勢に戻って、次に顎を引いて首だけ下に向けてみま
　しょう。

　このときは息を吐いていると思います。

図49

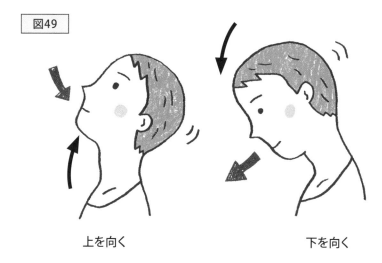

上を向く　　　　　　　　　　　下を向く

この動作も吸気と呼気を逆にしてやってみてください。

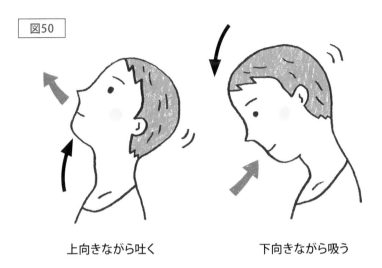

図50

上向きながら吐く　　　　　　　　下向きながら吸う

　左右の耳の後ろから胸骨の上端にある胸鎖関節まで胸鎖乳突筋と言われる筋が伸びています。首を左右に回すときに活躍する筋ですが、首を上に向けることで胸骨上端を引き上げる働きもあります。首だけ動かしているつもりでも、これらの筋の弾力で胸郭もある程度影響を受け、その結果が息を吸う力の一部になっているわけです。

- -

【まとめ】

首が上を向くとき息を吸いやすく、下に向くときは吐きやすい。

- -

4）腕の動きと呼吸

前に上げてみる

●イスに座ってリラックスした姿勢で、両腕を前から上に挙上してみましょう。

このときは上体の姿勢はそのままでも息を吸っているはずです。

●上げた両腕を降ろしてみましょう。

このときは息を吐いていると思います。

図51

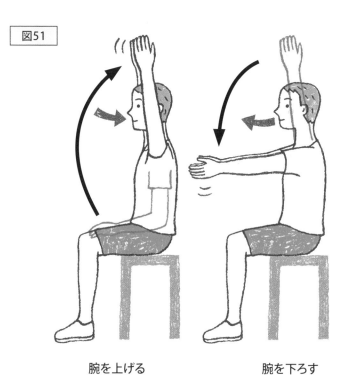

腕を上げる　　　　　　腕を下ろす

横に上げてみる

●イスに座ってリラックスした姿勢で、両腕を左右に広げるように横に上げましょう。

　このときは息を吸っているはずです。

●広げた両腕を降ろしてみましょう。

　このときは息を吐いているはずです。

図52

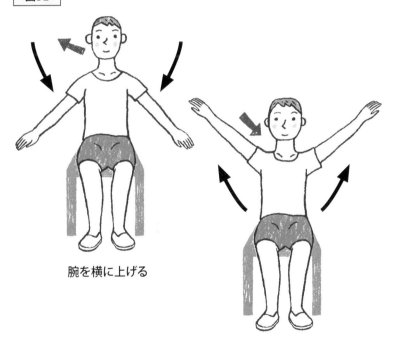

腕を横に上げる

腕を横から下ろす

【まとめ】

腕を上げるとき息を吸い、下げるとき息を吐く。

腕の付け根にある肩甲骨は前鋸筋によって胸郭の体側部とつながっています。前鋸筋は四足歩行だったころ胸郭を介して前肢にかかる体重を支える役割を担っていた筋で、とても強力に胸郭と腕を繋いでいます。腕を前に押し出す力も前鋸筋があってこそ有効に使えると言えるほど重要な役割を担い、その働きは胸郭への影響も大です。肩関節が数cm動く程度、角度にして10度以下の方向の違いによっても前鋸筋と上腕の関連性、吸気感覚が異なりますので自分の良い角度を見つけて、連携性を見つけてください。

図53

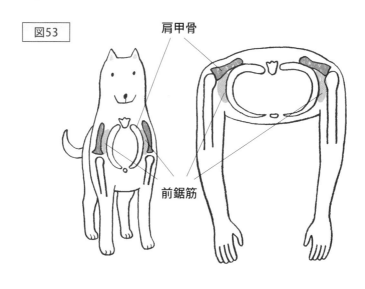

肩甲骨

前鋸筋

5）手のひらの向きと呼吸

● イスに座った姿勢で両腕を左右に開き伸ばし手のひらを前に向けます。

● 腕を捻って前に向けた手のひらを上に向けてみましょう。
このときは息を吸っているはずです。

● 次に上に向けた手のひらを前から下に向けてみます。
このときは息を吐いているはずです。

- -

【まとめ】

手のひらを翻す動作を外向きは回外、内向きは回内と呼びます。大きく翻すとき肩関節は前から上に向かう回転力が働き、この力が胸郭を開く方向に作用して吸気を促します。できるようになった方はさらに上の段階を目指しましょう。腕を捻る時に前腕ではなく上腕（二の腕）で捻ってみましょう。前腕を使わず、上腕だけでやってみましょう。手のひらが上に向く動作を外旋、下を向く動作を内旋と言います。息を吸いながら上腕だけで手のひらを上に向ける外旋動作を行い同側の前鋸筋を含めた側胸部の筋肉の連携性を見つけてください。

- -

6）足の動きと呼吸

●足をそろえてまっすぐに立ち、手は腰においておきます。

●片方のヒザを腰の高さまで上げます。このとき息を吸っている
　はずです。

●上げたヒザを降ろしてもとの姿勢に戻ります。このとき息を吐
　いているはずです。

●次に、片方の足を後ろに向けて上げ降ろしをしてみます。

　前に上げたときと同じように上げるとき息を吸い、降ろすとき
吐いていると思います。

図54

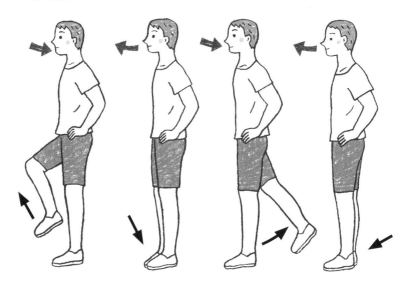

ひざを上げる　　足を下ろす　　足を後ろに上げる　　足を下ろす

【まとめ】

　足を前に上げる動作は主に大腰筋の働きによるものです。大腰筋の上部は腰椎と胸椎の接点付近に付着して、そこを足を持ち上げる力の起点としていますが、同じところに横隔膜の根元が張り付いていてふたつの筋はお互いに影響しあう関係にあります。そのため足を上げる動作によって横隔膜も緊張して吸気が誘発されます。

　足を後ろに上げる動作は大腿部の後ろにあるハムストリングスの働きによるものですが、直上に連なる大臀筋とそのまた上の脊柱起立筋の連携作用をともなうことで胸郭を広げ吸気を誘発します。

図55

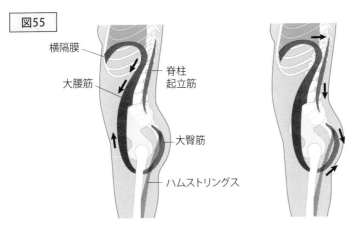

横隔膜
脊柱
起立筋
大腰筋
大臀筋
ハムストリングス

足を前に上げる動きは大腰
筋から横隔膜に伝わる

足を後ろに上げる動きは大腰
筋から脊柱起立筋に伝わり、
胸椎を後ろに引く力となる

7）体幹のひねりと呼吸

●イスに浅めに座ります。

●上体を右に向かってひねります。身体はまっすぐなまま、顔を
真横に向け、右肩を真後ろに向けるぐらいが理想です。このと
き息を吸いながら行うと楽にひねることができます。

●次に、同じひねり動作を息を止めて行ってみます。このときは
動きにくく感じるはずです。

図56

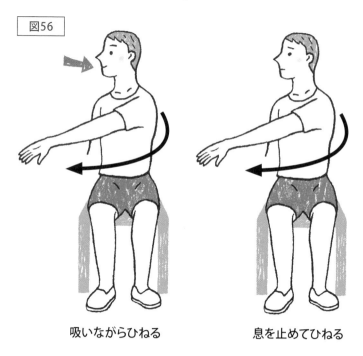

吸いながらひねる　　　　　息を止めてひねる

●同じひねり動作を、息を吐きながら行ってみます。息を止めた
ままで行うより楽に動けると思います。このことから、呼吸を
止めない方がひねり動作は楽にできることが理解できます。

8）体幹のひねりと呼吸　上級編

●イスに浅めに座ります。

●右の胸で息を吸うように意識しながら、上体を右にひねります。

●次に、左の胸で息を吸うように意識しながら、上体を右にひね
　ります。

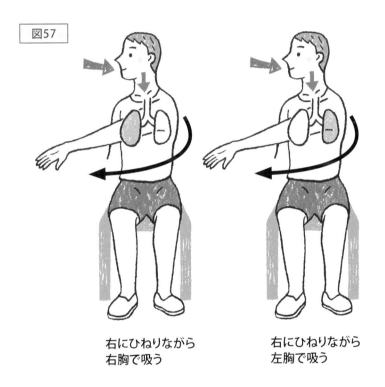

図57

右にひねりながら
右胸で吸う

右にひねりながら
左胸で吸う

　ひねる方向は同じでも、右の胸で息を吸うように意識した方が
ひねりやすく感じたことと思います。

　引き続き、息を吐く動作もしてみましょう。

●右の胸で息を吐くように意識しながら、上体を右にひねります。

●次に、左の胸で息を吐くように意識しながら、上体を右にひね
ります。

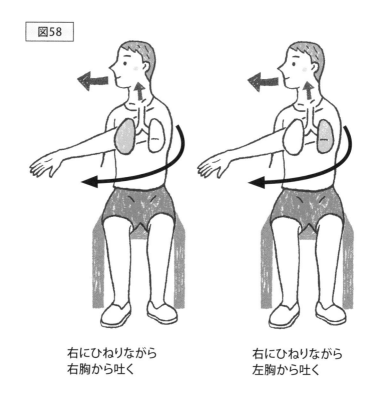

図58

右にひねりながら
右胸から吐く

右にひねりながら
左胸から吐く

　息を吐く場合は、右にひねるとき左胸で吐くように意識した方
がひねりやすく感じることが多くなります。

　脊椎は椎体が上下に連なっている構造で、体幹のひねり動作で
はひねりと同じ方向にたわむ性質があります。胸椎が横にたわむ

ことでたわむ方向にある肋骨は上下に開こうとします。そのとき息を吸う意識があれば、肋骨が開きやすくなって胸椎のたわみを加勢しひねり動作も手助けすることになります。

逆に、ひねる方向と同じ側の胸で息を吐く意識を持つと、上下に開こうとする肋骨の動きにブレーキをかけることになり、ひねり動作も動きにくく感じることになります。

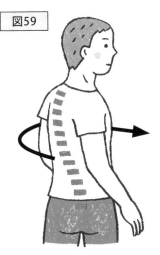

図59

上体の右回旋により胸椎は左に膨らむようにたわみ、右肺が広がる

【まとめ】

体幹をひねる動作は、同じ側の胸で息を吸いながら行うとやりやすくなり、逆では抵抗を感じます。吐くときは反対側を意識して行うのが自然で効率も良くなります。

【ヒント】

息を吐きながら体幹をひねり、限界と感じたところで呼吸を止めて、残った息をさらに吐くともう少しひねることができます。基準値から息を吐く力を養っておくことで、いざというときの余裕を見越すことができます。

9）立ち上がり動作と呼吸

●イスに座って姿勢を正します。手は脇に垂らすかヒザにおきましょう。

●イスからゆっくり立ち上がってみます。
そのときは息を吸っているはずです。

●立ち上がった姿勢から、ゆっくり座ってみましょう。
そのときは息を吐いていると思います。

図60

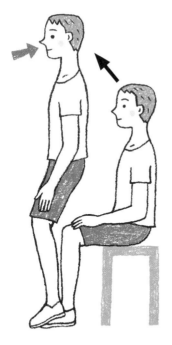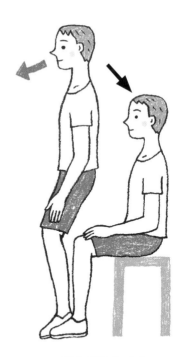

イスから立ち上がる　　　　イスに腰を下ろす

●イスに座った姿勢から、息を止めたまま立ち上がってみましょう。

かなり立ち上がりにくく感じると思います。

●もう一度イスに座った姿勢から、息を吐きながら立ち上がってみましょう。

この動作も息を止めたときと同様に立ち上がりにくく感じるはずです。

図61

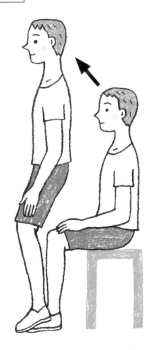
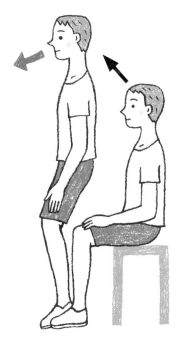

息を止めたまま立ち上がる　　　　吐きながら立ち上がる

座っているときは股関節が屈曲して両足が前に出ることでお腹が緩み縮みます。立ち上がることで股関節の伸展とともにお腹が引き下げられ、それが胸郭を拡大する方向にはたらきます。それと同時にハムストリングスや大臀筋、腸腰筋が収縮することで横隔膜に作用して肺を広げやすくします。

図62

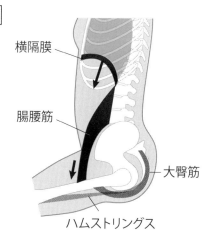

横隔膜

腸腰筋

大臀筋

ハムストリングス

立ち上がるとき、ハムストリングス、腸腰筋が
横隔膜に作用し、肺を広げる。

実技編

Part

①

基本呼吸法

呼吸法の基本３形態＋１

　呼吸法、実践編の手始めとして、もっともベーシックな呼吸法を確認しておきましょう。

❶腹式呼吸

　腹式呼吸は知らないひとはいないのではないかと思われるほどポピュラーな呼吸法です。基本的に息を吸うときお腹が膨らんで、息を吐くときお腹がもとに戻る形態の呼吸法を腹式呼吸と呼んでいます。

　お腹が膨らむのは空気が入るわけではなく、息を吸うことで横隔膜が下降して上から腹腔を圧迫することで内臓が前にせり出すわけで、腹式呼吸は横隔膜が主体の呼吸法と言えるものです。

図63

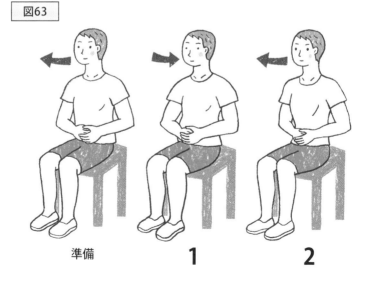

準備　　　　　１　　　　　２

腹式呼吸で息を吐くときは、横隔膜の力が緩んで肺の弾力によって持ち上げられることで膨らんだお腹がもとに戻りますが、このとき意識的に腹筋を収縮させてその腹圧によって横隔膜の上昇を加勢することもひとつの方法です。腹筋の力を呼気の動力として使うので基準値よりさらに多く息を吐くことができ、その反動で次に吸う息も増加するので、深く長い呼吸にはうってつけの方法になります。お腹に手のひらを当てて行うことでお腹の動きを確認することができ、体感的なフィードバックを得ることで充実したトレーニングができます。

　お腹の動きがわかりにくい場合は仰向けに寝てお腹に手を当てて行ってみると呼吸とお腹の動きの連動が確かめやすくなりますので、初心者にはお勧めの方法です。なお初心者はお腹をへこま

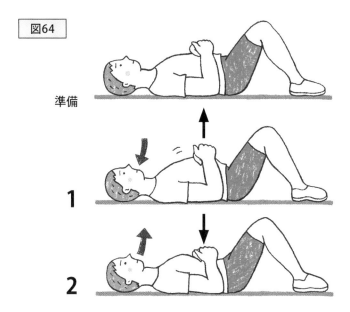

図64

準備

1

2

す呼気時に、手でおへそとみぞおちの間を押さえ込むようにして呼吸とお腹をへこます感覚をシンクロさせて掴んでください。

　腹式呼吸に慣れてくると肋骨の下の部分に近い部位をへこませるように使う腹式呼吸もできるようになります。この腹式呼吸は横隔膜の活動量を増やすはたらきがあるので横隔膜の筋力アップやストレッチに最適な呼吸法となります。

　腹式呼吸は努力呼吸の要素が少ないこともあり、落ち着いて集中しやすく深く長い呼吸を続けることができます。そのため交感神経の興奮を抑え、精神の緊張を緩和するのに最適な呼吸法と言えます。また深く長く続けることができるのでセロトニン神経の活性にも有利です。セロトニン神経は集中力を高める働きがあり、抗重力筋にも働きかけるので姿勢維持にも有効

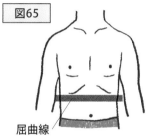

図65

屈曲線

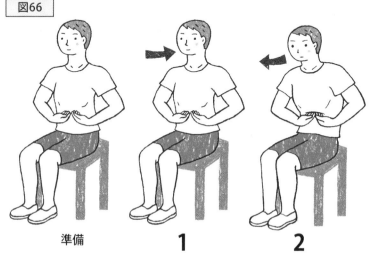

図66

準備　　　1　　　2

です。腹式呼吸を活用することで、心身のバランスを整えるとともに、日常生活での姿勢矯正もねらえるわけです。

❷胸式呼吸

　胸式呼吸は胸郭（肋骨）の広がりを意識する呼吸法です。意識的に胸を広げることで、無意識呼吸より胸郭の拡張範囲を広げ、多くの空気を取り入れる方法と言えます。胸郭の広がりは意識しやすく、感覚でのフィードバックも容易なので練習しやすい呼吸法です。

　胸式呼吸と言っても胸郭だけで呼吸しているわけではなく、横隔膜も連動します。特に胸郭下端の直径が大きくなるような動きは横隔膜の働きが効いています。胸式呼吸と言っても実態は胸郭と横隔膜の共同作業に他なりません。

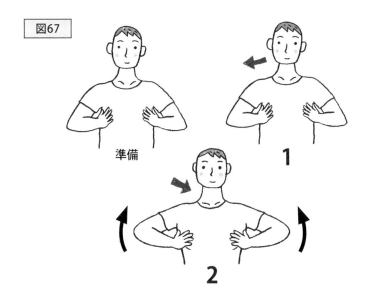

図67

準備

1

2

　胸式呼吸で胸を持ち上げるように息を吸うと、お腹がへこむように感じますが、このとき腹筋が働いてお腹をへこませているわけではありません。息を吸うときに腹筋に力を入れると横隔膜の動きが限定されて吸う息の量が減る可能性があるのでお勧めできる方法ではありません。

　胸式呼吸は胸郭の基本動作を知る最適な方法で、どちらかと言えば吸気を意識しやすい呼吸法です。その点で腹式呼吸とは真逆で、両方揃うことでバランスがとれると言えるでしょう。

　胸式呼吸は胸郭の筋力を積極的に使うことで生理的にも気分的にも身体活性が高まりやすい方法と言えます。胸式呼吸をうまく使うことで活力を増し気分を明るくすることができますし、姿勢維持能力やバランス能力の改善も期待できます。ただし活性を高める方向に振りすぎると血圧や心拍数を上昇させることになるので注意が必要です。

❸逆腹式呼吸

　逆腹式呼吸は腹式呼吸とは逆に息を吸ったときに上腹部がわずかにへこみ、息を吐いたときに下腹部が膨らむ呼吸法です。ふつうに考えると逆腹式呼吸の動作はかなり不自然なもので、このような呼吸法が存在するにはそれなりの理由があります。

　腹式呼吸も胸式呼吸も息を吐くときは筋力を使わず身体を緩めることで息を吐きますが、逆腹式呼吸は息を吐くときに内肋間筋と腹筋を積極的に使うところが大きな特徴になります。読者の皆さんも力仕事などをしているときに無意識に使っている労働時の

呼吸です。

　そのような形で呼気に関わる筋を使う理由は「腹圧」にあります。逆腹式呼吸は腹圧を高めて維持するための訓練と捉えることもできるので「腹圧呼吸」と言い換えることもできるのです。

　息を吐くときに内肋間筋と腹筋を使い、息を吸うときにも腹筋を収縮させれば、呼気のときも吸気のときも腹圧を高めたままで行うことができます。

　逆腹式呼吸のコツは、息を吐くときに膨らませるお腹の部位にあります。逆腹式呼吸では息を吐くときに下腹部を膨らませて胸郭の下部を収縮させるところにあります。そのときみぞおちのすぐ下の上腹部は胸郭下部に引きずられるようにへこんでいきます。このときお腹の状態を横から見れば、みぞおちから上腹部は引き寄せられてくびれを作り下腹部はひょうたん下部のように膨

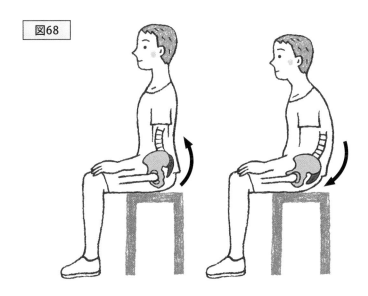

図68

135

らんで見えるでしょう。息を吸うときには逆に上腹部がもとに戻り下腹部は腹筋の力で平坦化します。このような動作に慣れることで腹圧を絶やすことなく呼吸を続けることが可能になります。

　これらのことから、逆腹式呼吸は横隔膜や腹筋をはじめとするインナーマッスルボックス、つまり呼吸に関する筋群のもっとも基板となる部位の活性を高める方法とも言えるのです。

　筆者らは、逆腹式呼吸の由来は武道や肉体労働での過大な負荷に対応するために腹圧を高めたまま動作する必要に駆られたことにあるのではないかと考えています。

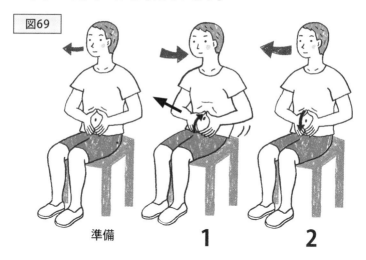

図69

準備　　1　　2

❹背式呼吸

　本書ではもうひとつの呼吸法として背式呼吸を取り上げておきます。

　この呼吸法、一般的ではありませんが肺の活性を強化するため

にもっとも有効と思われるものです。

　胸郭の説明で肋骨の下部は、7番から10番は横方向に羽ばたくように広がり、11、12番は先端が開放されていることもあって左右に開くように広がります。この肋骨下部の動きを実感するのが背式呼吸です。

　肺の構造のところでも述べましたが、肺胞は下に行くほど重力で密になり空気が流れ込みにくくなります。加えて肺は背中側が下に向かって広がっています。背式呼吸は肺のもっとも下の部分にしっかり吸気を行き渡らせてその部分の肺胞を広げることで、肺の隅々まで肺胞を元気にしてしっかり活用できるようにする呼吸法と言えるのです。

　呼吸する人の後ろに回って両手で大きくやさしく下部側胸部（胸郭下端の横側）を両側から触ってください。背式呼吸ができているヒトは吸気時同部が盛り上がってきます。運動不足の方、肺に何らかの疾病がある方などはほとんど動きません。肺炎の方は、健康な側の下部側胸部は動きますが、病側はほとんど動きません。

図70

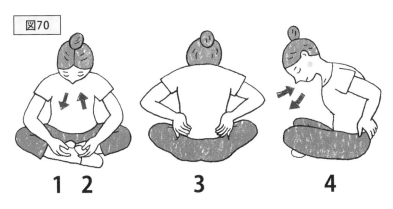

1　2　　　　**3**　　　　**4**

Part

②

実践呼吸法

準備編

呼吸法の効果を高める導入エクササイズ

1. 準備運動

　呼吸法をはじめる前に身体の準備をしておくことで、効果を高めることが期待できます。心身ともにリラックスした状態で呼吸法に取り組めるような準備運動をご紹介しておきましょう。

腕振り健康法「スワイショウ」

　スワイショウは中国由来のとても簡単な健康体操です。動作はシンプルで、呼吸法が行える場所があれば短時間で十分に心身をリラックスした状態に調整してくれます。ここでは2種類のスワイショウをご紹介します。片方だけでも十分ですが、時間が許せば両方行っていただくのが良いと思います。

○前後の腕振り

　足を肩幅ぐらいに開いて立ち、両腕の力を抜いて前後に振ります。

　前に振り上げたときは肩の高さ、後ろはできるだけ高く振るようにしましょう。力強く振るのは良くありません。肩をリラックスさせてゆったりと振るように心がけましょう。

　慣れてくると腕の動きの反動で身体が少し前後に振れているのがわかると思います。できるだけリラックスして動作を続けてください。

図71

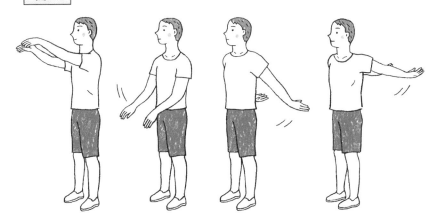

腕を前後に振る動きに呼吸が自然とリンクする。

　できるようになってきたら、前に振り上げるときに手のひらが上を向くようにしてください。長く続けるとランナーズハイに似た感じになります。

○ひねり

　足を肩幅ぐらいに開いて立ち、体幹をひねって振られた腕が身体にまとわりつくように動きます。腕をよく緩めて左右交互にリズミカルに行いましょう。肩と腕はできるだけリラックスさせて、体幹のひねりで腕を振り回す要領で行います。

図72

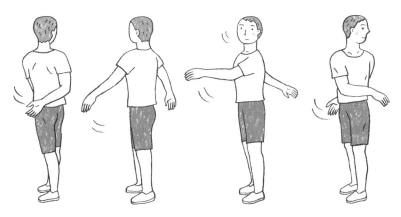

回転のスワイショウ。腕を振らないように！　胴の回転で振られるだけ。

　どちらも往復20回程度からはじめて、慣れてきたら30～50回ぐらいを一回の目安にしてください。

2. 呼吸筋ストレッチ

　呼吸法を実践する前に、動作に関わる筋を良い状態に保てるように調整しておきましょう。ここで紹介する呼吸筋ストレッチは肺活量の維持増進にも効果的です。

❶前胸部〜側胸部の筋肉のストレッチ（2〜4回）

1 両手指を頭の後ろで組み、息を吸いながら首を後ろへ回し、躯幹は反り返る。

2 息を吐きながら両手のひらを上に向けて頭上に伸ばし、首と躯幹は元に戻る。

3 息を吐ききったら、息を吸いながら首を前に倒し、伸ばした上肢を後ろに引く（ここでいちばんストレッチされる）。

4 息を吐きながら上肢を元の位置へ戻す

図73

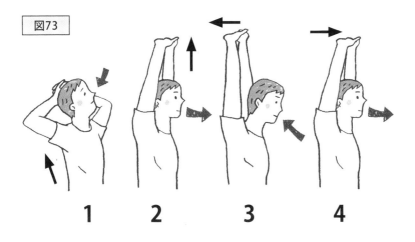

1　　2　　3　　4

❷前胸部の筋肉のストレッチ（2～4回）

1 両手を胸の前上部で軽く合わせ、息を吐く。

2 両手を胸の前上部で軽く合わせ、息を吸いながら首を後ろへ倒し、持ち上がる胸を手で抑えるようにしてひじを後ろに引いて、躯幹は反り返る（首の後屈時、口を開いても良い）。上胸部が特にストレッチされる。

3 息を吐きながら、ゆっくりと首と躯幹を元に戻し、1の形になる（吸気時開口した場合は、口を閉じながら行う）。

図74

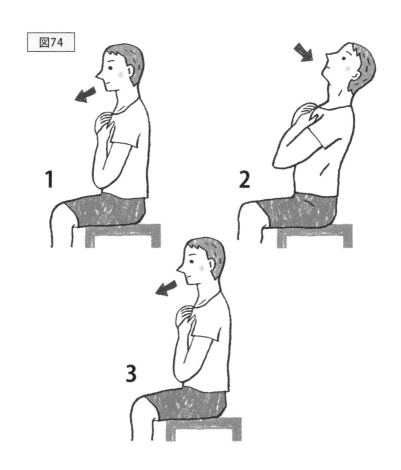

❸せなかの筋肉のストレッチ（2〜4回）

1 両手指を胸の前で組み、息を吸う。

2 （口から）息を吐きながら、両手を回内させ、手のひらを前に向けて
両腕を前方に伸ばし、背をを丸める。

3 2のまま少し息を吸う。

4 息を吐きながら手とせなかを元に戻し1へ戻る。

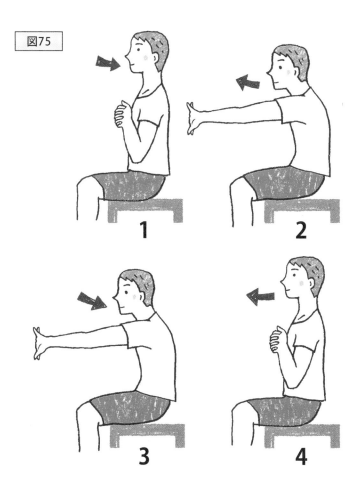

図75

1

2

3

4

❹側胸部の筋肉のストレッチ（左右とも、2〜4回）

1 両手を頭の後ろで組み、手のひらを上に向けて直上に伸ばし、息を吸う。

2 息を吸いながら、ゆっくり頸椎・胸椎・腰椎の全てを側屈させる。この形は両手を頭の後ろに組んで行っても両手を頭側に伸ばして行っても良い。ただし上後者の方がストレッチ効果は大きい。

3 息を吸いながら1に戻る。

4 そのままゆっくり息を吐く。

図76

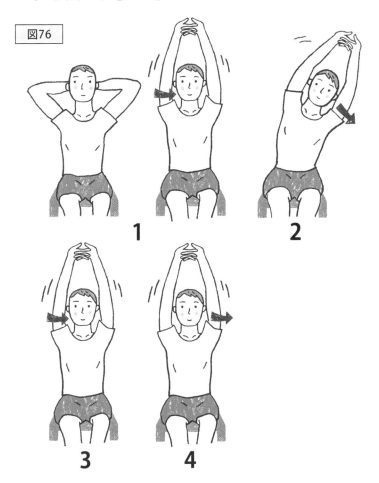

Part ❷ 実践呼吸法

➎胸背部〜腹部の筋肉のストレッチ（左右とも、2〜4回）

1 両手を組んで手のひらを上に向けて頭上に伸ばし、その場で息を吸う。

2 息を吐きなが、ゆっくり躯幹を回転させ、できるだけひねる。

3 息を吸いながら元の1に戻る。

4 1のままゆっくり息を吐く。

　手を上に上げることができない場合は、両腕を45度程度に広げ、スワイショウのように回転させても良い。

図77

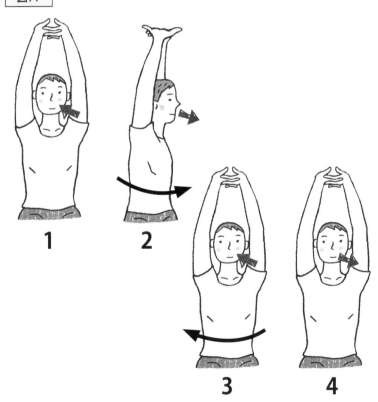

1　　　　2

3　　　　4

⑥肩のストレッチ（各4〜5回）

肩の上下運動

1 両手を両脇に垂らし、息を吸いながらゆっくり肩を上げる。

2 吸いきったら、（口から）息を吐きながら、肩の力を抜いて肩を下ろしていく。

図78

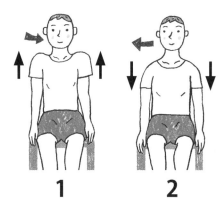

1　**2**

肩の内転運動

1 両手を上げ、ひじは直角に曲げ、手のひらを内側に向けておく。

2 息を吸いながら左右の肩甲骨を脊柱に寄せ、ひじをできるだけ後方に持っていく。手のひらを外側に向けると、肩甲骨が寄りやすい。

3 息を吐きながら、ゆっくり肩の力を抜いて、元の位置に戻す。

図79

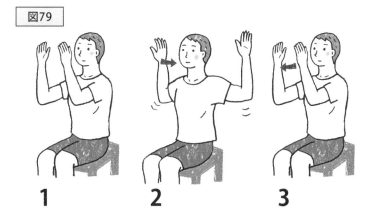

1　**2**　**3**

肩の外転運動

1 両上肢を「前に習え」のように前方へ出し、ひじは伸ばし切らず、ゆっくり息を吸う。

2 息を吐きながら、両上肢を前方に伸ばし、さらに肩甲骨も前方に出しながら、手の甲が向き合うまで手首を回内させる。

3 息を吸いながら、ゆっくり肩と上肢の力を抜いて1に戻る。

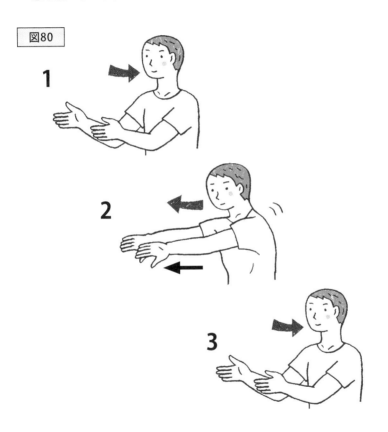

図80

肩の回転運動（前から、後ろから）

1 前回り

2 後ろ回り

図81

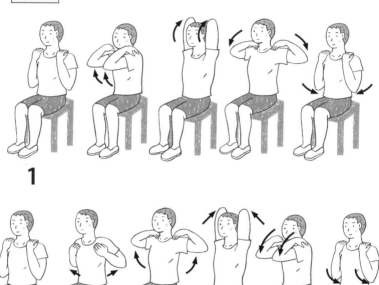

1

2

❼首の運動

1 後屈：両手を組み頭の後ろに当て、息を吸いながら、ひじを張り、手と頭を押し合う。

2 前屈：両手を組み額に当て、息を吐きながら、ひじを張り、手と頭を押し合う。

3 側屈：ひじを横に張った状態で、息を吐きながら、手のひらを側頭部に当て、手と頭を押し合う。（左右行う）

4 回転

図82

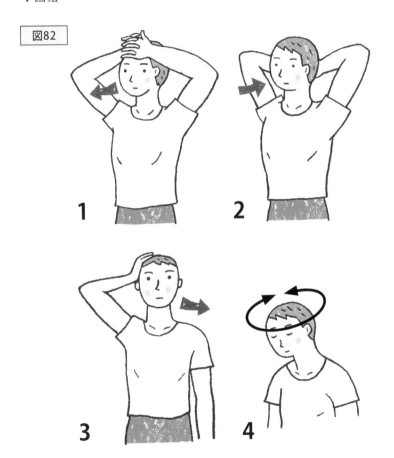

3. 脊柱運動

　脊柱のたわみを使う準備運動です。上体を前後左右にたわませることで腰椎を中心に脊柱全体を動かし、体幹中心部とインナーマッスルボックスの活性を高めます。

　この運動は腰痛予防、腰痛ケアにも有効です。

❶前後に転がす(4〜5回)

準備▶丸イスかスツールに、座骨を中心に置いて座る。

1 お尻を後ろに転がすようにして重心を後ろに送り、背中をやや丸める。
2 上体を戻して、今度は背中をそらしてみぞおちを前に出す。

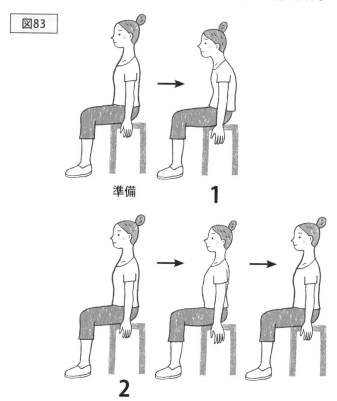

図83

準備　　1

2

Part ❷ 実践呼吸法

❷左右に転がす（4〜5回往復）

1 右の座骨に重心を乗せて左の座骨を持ち上げ、上体を右にたわませる。

2 戻して、左の座骨に重心を乗せて右の座骨を持ち上げ、上体を左にたわませる。

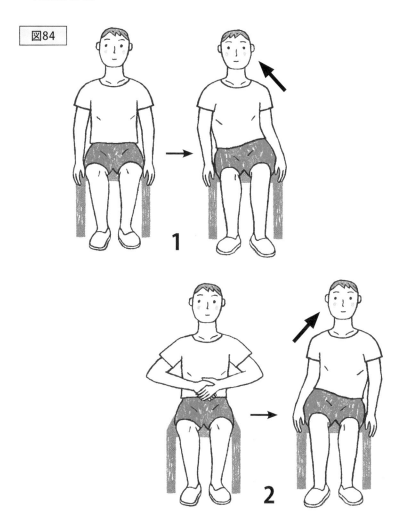

図84

4. 胸郭運動

　ポピュラーな気功法である八段錦の動作を使った肋骨の動きをなめらかにする運動です。ていねいに行うことで呼吸法の準備運動に最適なエクササイズになります。

❶托天按頂（たくてんあんちょう）

図85

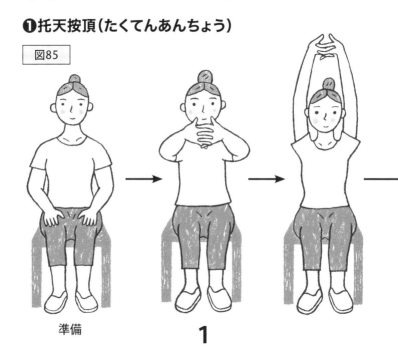

準備　　　　　　　　　**1**

準備▶イスに座り両手をひざ上に置く。

1 両手のひらを組んで、頭の上に上げ、手のひらを返して頭上（ずじょう）に伸ばす。

2 両手を頭頂（とうちょう）に戻し、一回深呼吸する。

3 もう一度手のひらを返して頭上に上げ、指を開いて分け下ろし、

4 元の姿勢に戻る。

それぞれの動作を3回程繰り返すと効果的。

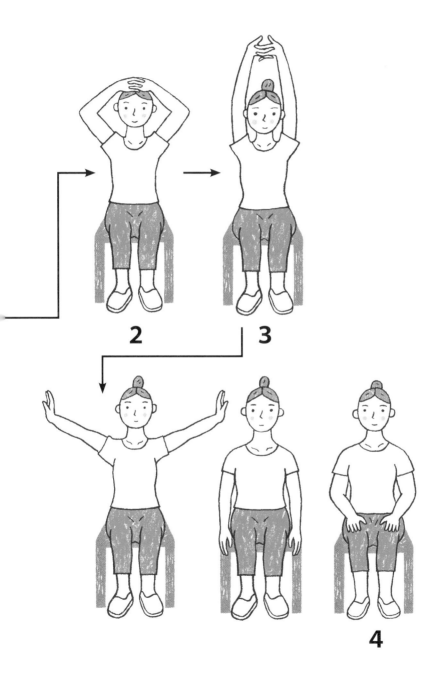

2

3

4

❷手抱崑崙（しゅほうこんろん）

図86

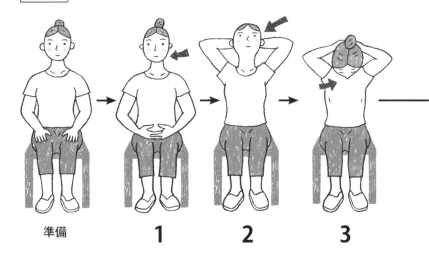

準備　　　**1**　　　**2**　　　**3**

準備▶イスに座り両手をひざ上に置く。
1 指を組んでお腹の前に置き、吸いながら上げて頭の後ろに持っていく。
2 息を吸いながら、ゆっくりやや上を向き、吐きながら戻る。
3 息を吸いながら下に向き、吐きながら戻る。
4 息を吸いながらゆっくりと右にひねり、吐きながら戻る。
5 息を吸いながらゆっくりと左にひねり、吐きながら戻る。
6 息を吸いながら右にたわませ、吐きながら戻る。
7 息を吸いながら左にたわませ、吐きながら戻る。
8 手のひらを返して伸ばし上げ、両手を分け開いて下ろし、元の姿勢に
　戻る。
それぞれの動作を3回程繰り返すと効果的だ。

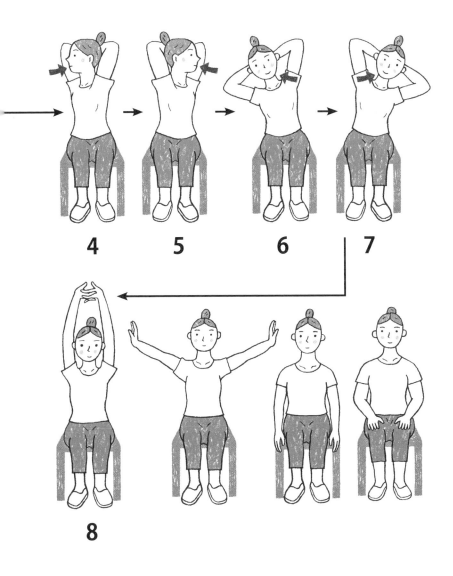

4　　**5**　　**6**　　**7**

8

実践編

1. 基本4節

4節の動作要素からなる呼吸法に最適な基礎練習です。

準備▶まず、体を前に倒す。（息を吐きながら）
1 体を起こす。（息を吸いながら）
2 体を伸ばす。（息を吸いながら）
3 緩めて落とす。（息を吐きながら）
4 前に倒す。（息を吐きながら）
これを繰り返す。

図87

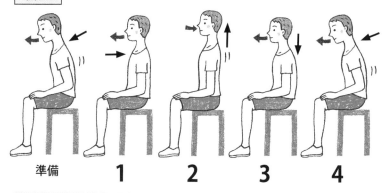

準備　**1**　**2**　**3**　**4**

【解説】
　起こす・伸ばすの2段階で吸い、落とす・倒すの2段階で吐く。
　緩めて上半身を落とすときには、力を抜く意識があれば自然に
息は吐かれる。喉は閉じないこと。

2. 呼吸３態＋１

❶腹式呼吸

A

準備▶両手を重ねてお腹の前にあてる。まず息を吐く。

1 お腹を意識して、ゆっくりと息を吸う。（5 拍数えながら）

2 ゆっくりと息を吐く。（10 拍数えながら）

これを繰り返す。

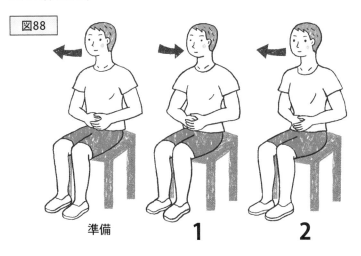

図88

準備　　　　**1**　　　　**2**

【解説】

　手は、お腹の動きを感じるために使う。お腹を押さえすぎないように。

　吐く時は吸う時の倍の時間をかける。

　お腹で息を吸うように意識する。上手にできない人はお腹を膨らませる力で、手を前に突き飛ばすようにする。お腹をへこませる時に手でお腹を押さえないように注意する。

　あまり深く呼吸する必要はない。ゆったりと楽に呼吸しよう。これを横隔膜呼吸と呼ぶこともある。

B（上腹部を使う腹式呼吸）

準備▶両手を、手のひらを上に向けて指先をお腹に向けて肋骨の下の
　　　部分（屈曲線）に置く。

1 お腹を意識して、ゆっくりと息を吸う。（5拍数えながら）

2 みぞおちとへその間の屈曲線を、指先を差し込んでへこませ、ゆっく
　　 りと息を吐く。（10拍数えながら）

これを繰り返す。

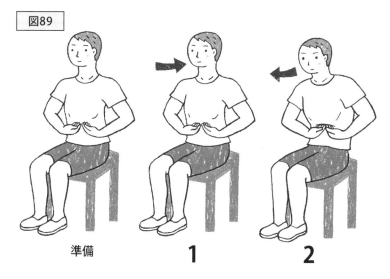

図89

準備　　　**1**　　　**2**

【解説】
　腹式呼吸Aがお腹全体を使うのに対
して、これはお腹の上半分を使う腹式呼
吸。みぞおちとへその中間に、横一直
線にへこみができるような感じで行う。
　胸郭の下側と腹筋の上側で横隔膜を
補助する呼吸法で、腹式呼吸や逆腹式
呼吸につながる練習法だ。

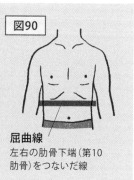

図90

屈曲線
左右の肋骨下端（第10
肋骨）をつないだ線

●時間の目安

　ABとも、1秒1拍で吸気に5拍、呼気に10拍かけてすると、10回で2分半、20回で5分。最初は3分（12回）を目標にして、徐々に長くできるように練習しよう。

《腹式呼吸ABで解りにくい場合》

　呼吸によってはお腹が膨らんだりへこんだりする感覚が解りにくい場合は、仰向けに寝て練習してみるのが効果的だ。適当な重さのもの（本など）をお腹に乗せて行うとさらに解りやすくなり、呼吸訓練としても有効である。

準備▶仰向けに寝て両ひざを立て、お腹の上に手をあてる。
1 お腹を意識してゆっくり息を吸い、お腹の膨らみを確かめる。
2 息を吐きながら、お腹が平らになるのを確かめる。吐く時に手でお腹を押さえつけないこと。できれば同じ姿勢で胸式呼吸と腹式呼吸の両方で胸とお腹の動きを確かめてみると良いだろう。

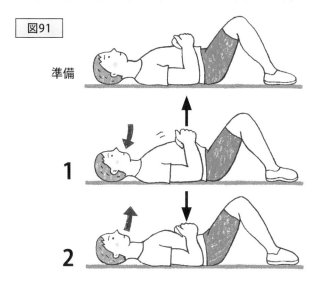

図91

準備

1

2

----

❷胸式呼吸

準備▶上級者は小指が肋骨の下の端（屈曲線）にかかるように両手を
　　　胸にあてる。初心者は手掌を両脇につける。
1 肋骨の下部を横に広げるように意識して、ゆっくりと息を吸う。（5 拍）
2 ゆっくりと息を吐く（10 拍）。この時に初心者は手のひらで脇を少し
　　押さえる。
これを繰り返す。

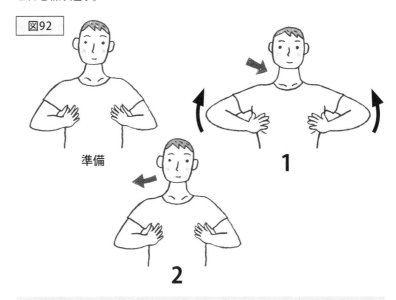

図92

準備

1

2

【解説】
　手のひらは胸の下部を横から押さえるようにおく。息を吸う時
に胸を張るようにすると、押さえた手が横に広がるのが感じられ
る。これも、長い時間行うにはあまり大きく呼吸しないで、過度
に調節しながら行う。脇を押さえることに力を入れると上肢が痛
くなったり凝ってくるので注意すること。
　時間の目安は腹式呼吸と同じ。初めは手のひらで胸の開閉を
感じるようにすると解りやすい。

《逆腹式呼吸の前に……》

　骨盤の前後の動きを確かめておこう。簡単な動きだが、これが理解できていると腹筋を使うコツがつかみやすくなる。

　イスに座って姿勢を正している時は、骨盤はやや前に傾いている。

　お尻を巻き込むようにして背中を丸めると、骨盤は後ろに傾く。

　この違いを動きの感覚でつかんでおこう。

図93

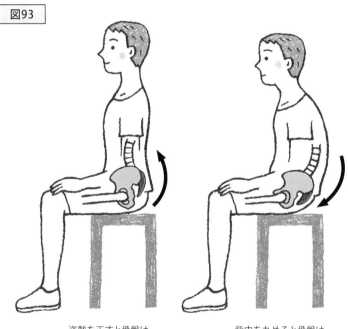

姿勢を正すと骨盤は
前に傾いている。

背中を丸めると骨盤は
後ろに傾く。

❸逆腹式呼吸

準備▶おへそを中心に両手をお腹に置き、親指をみぞおちの下で屈曲
線に重ねる。

1 軽く息を吐いてから、息を吸いながらみぞおちの下をへこませるよう
に親指で押さえ、下腹を出しておへそが斜め上に向くようにする。骨
盤は後傾する。(6拍)

2 背中を伸ばしながら、お腹を戻して息を吐く。骨盤は前傾する。(8
拍数)

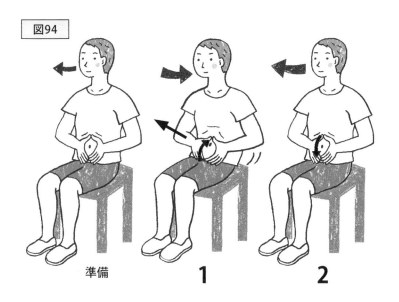

図94

準備　　**1**　　**2**

【解説】
　息を吸う時に背中をやや丸めるとやりやすい。吐く時には背中
を伸ばす。息を吸う時にお腹を斜め上に向け下腹を出す。吐く
時はへこんだ上腹部が戻ってお腹が平らになる。

《逆腹式呼吸がやり難い時は……》

　逆腹式呼吸は意識的に行われないとできない。やり難いと感じる人は次の方法で段階的に練習しよう。

A　息を吐いてお腹のへこみを作る練習

　呼気と吸気を逆にして形を覚える練習である。

準備▶おへそを中心に両手をお腹に置き、親指をみぞおちの下で屈曲線に重ねる。

1 息を吐きながらみぞおちの下をへこませるように親指で押さえ、下腹を出しておへそが斜め上に向くようにする。骨盤は後傾する。

2 息を吸いながらへこみを元に戻す。骨盤は前傾する。

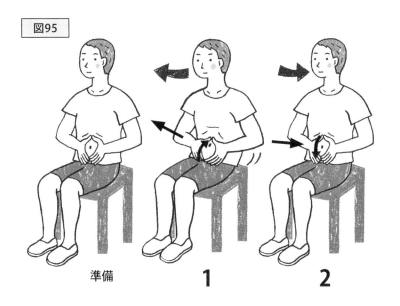

図95

準備　　　　**1**　　　　**2**

B お腹にへこみを作ったままで呼吸する練習

準備▶おへそを中心に両手をお腹に置き、親指をみぞおちの下で重ねる。

1 息を吸いながらみぞおちの下をへこませるように親指で押さえ、下腹を出しておへそが斜め上に向くようにする。骨盤は後傾する。

2 そのままの形を保って、胸を主体にして吸う・吐くを繰り返す。（背中を少し丸めた方がやりやすい）

　このふたつの練習を繰り返すことで上腹部のへこみを作る感覚をつかむと、逆腹式呼吸が理解しやすくなる。Bの動作に、息を吐く時に背中を反らすことを追加すれば、逆腹式呼吸に移行することが可能だ。少しずつ練習を繰り返して、どの形でもスムーズな呼吸ができるようになって欲しい。

図96

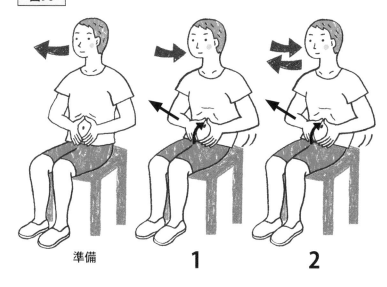

準備　　　**1**　　　**2**

❹背式呼吸

1 あぐら座りで背中を丸め、両手のひらを上に向けてひじをひざの上に置く
2 ゆっくり深呼吸をする
3 両手をウエストの斜め後ろ（手のひらが背中の肋骨下端にかかる位置）に置く
4 ゆっくり深呼吸をする。深呼吸は数回繰り返し、吸気によって背中が膨らむのを確かめる

図97

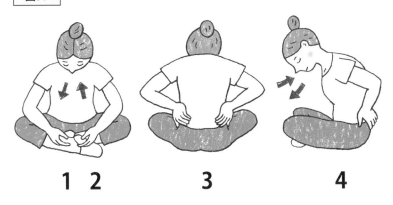

1 2　　　**3**　　　　**4**

3. 大振息

大振息は、状態を左右に振る呼吸法である。

準備▶両手の親指と人差し指の間同士を合わせ、下腹部において、両薬指が恥骨につくように重ねる。まず息を吸って。

1 息を吐きながら、左のお尻に重心を乗せて左に向かって上体をたわませる。この時右わき腹を縮め、右わき腹で左わき腹を押し出すようにする。左わきは伸び、右脇に輪を作る。（6拍）

2 息を吸いながら上体を元に戻す。（3拍）

右側も同様

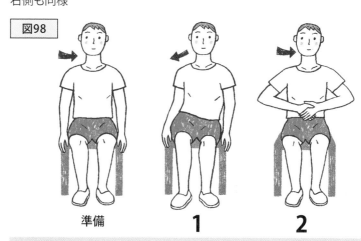

図98

準備　**1**　**2**

【解説】
　肋骨を上下に広げる呼吸法である。額と丹田は位置を変えず、あいだの躯幹部が「く」「逆く」の字にたわむようにする。伸びる側に体重を乗せて、片方のお尻を浮かせるくらい上体をたわませたほうが良い。縮むがわの胸を意識して息を吐くこと。片方の側を数度繰り返し、反対側を同様に行う。次に両方交互に数回行って1セットとする。

4. 鍋底拭き呼吸

鍋底拭き呼吸は、体を回転させる呼吸法である。

準備▶両手を胸の前に出してひじを軽く沈める。
1 息を吐きながら体を右にひねり、中華鍋の底を拭くように両手を斜め
　に回して引き寄せ、息を吐きながらみぞおちの前で正面に出す。重
　心は回転する時左に乗せ、正面で中心に戻す。

図99

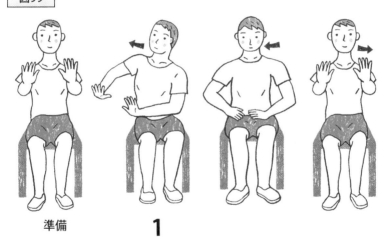

準備　　　　1

2 息を吸いながら体を左にひねり、両手を引き寄せて先ほどと反対側の鍋底を拭くように回す。息を吐きながら最初の位置に戻る。重心は回転する時右に乗せ、正面で中心に戻す。
反対方向は同じ要領で回転が逆になる。

慣れてきたら、息を吸う時に背中をやや丸めるようにして逆腹式呼吸の形とする。正面の戻る時は背中を伸ばす。

図100

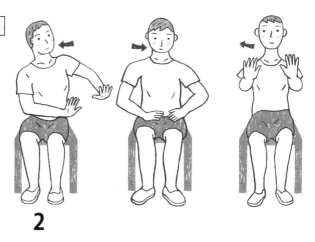

2

【解説】
　上から見て逆ハート型の動きになる。ウエストのひねりと体のたわみで、左右別々に中華鍋の底を拭くように動く。体をひねる時に息を吸い、正面に戻る時に息を吐く。腕だけで動かないように、体のひねりで腕を運ぶこと。重心の移動は反対側のお尻が少し浮くぐらい明確に。
　脊柱のひねりとたわみで肋骨を片側ずつ開き、動きと合った深い呼吸ができる。動きと呼吸のマッチングを図るのに最適な練習である。
　このような腰の回転運動は第12胸椎が中心で行われる。

5. 緩息

疲れをとり、細部の肺胞に空気を取り入れる運動。呼吸法の合間に入れることで、自律呼吸の安定をはかることができる。

準備▶息を吐きながら上体を前に倒す。
1 息を吸いながら上体を起こす。
2 息を吐きながら上体を倒す。
3 息を止めて上体を起こす。
4 残った息を吐きながら上体を倒す。
5 息を止めたまま上体を起こす。
6 もう一度残った息を吐きながら上体をを倒す。
7 リラックスして自然な姿勢に戻す時に息を吸う。

図101

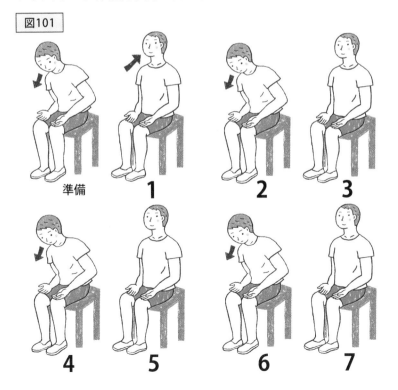

準備　**1**　**2**　**3**
4　**5**　**6**　**7**

【解説】

　3回に分けて息を吐くことで吸気筋に頼らず換気量を多くする呼吸法。呼気筋を使って息を吐くことを繰り返すことで最後は力を使うことなく吸気が始まる。

　意識呼吸を続けることで、特に初心者は力みや偏りができることがある。緩息をすることによって吸気が平均して行き渡り、呼吸を安定させることができる。ある程度時間をかけて呼吸法を行う場合は合間に観測を入れることでより効果を高めることができる。また、疲れた時に行うことで、回復を早める効果がある。この緩息は運動や試合時、息が上がった時に行うなど日常生活でしばしば使える呼吸のコツである。手のひらは上向きでも下向きでも良いが、はじめは上向きで行う方が上半身、首に力が入らない。

目的別呼吸プログラム

　健康状態はひとそれぞれ。呼吸法もそのときの状況で使い分けることが可能です。ここでは折々で状況に応じて活用できる目的別呼吸プログラムをご紹介します。呼吸法は誰でも無理なく活用できる健康法です。日ごろの健康維持に活用してください。

1.1日10分、健康呼吸法

　毎日の日課として行いたい健康法。

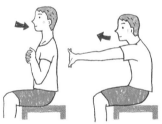

1 背中の筋肉のストレッチ。4回

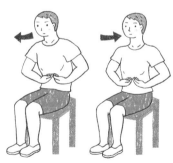

2 腹式呼吸。12回

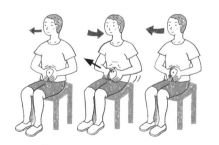

3 逆腹式呼吸。12回

173

2. ケアラーのための呼吸エクササイズ

腰椎を保護する呼吸エクササイズ

基本4節
準備▶まず、体を前に倒す。（息を吐きながら）
1 体を起こす。（息を吸いながら）
2 体を伸ばす。（息を吸いながら）
3 緩めて落とす。（息を吐きながら）
4 前に倒す。（息を吐きながら）
これを繰り返す。

図103

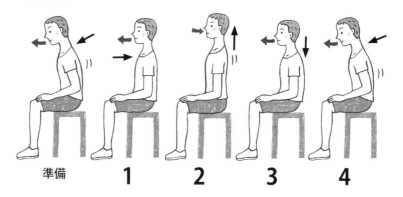

準備　　1　　2　　3　　4

【解説】
　起こす・伸ばすの2段階で吸い、落とす・倒すの2段階で吐く。
　緩めて上半身を落とすときには、力を抜く意識があれば自然に
息は吐かれる。喉は閉じないこと。

お尻転がし

前後に転がす

準備▶丸イスかスツールに、座骨を中心に置いて座る。

1 お尻を後ろに転がすようにして重心を後ろに送り、背中をやや丸める。

2 上体を戻して、今度は背中をそらしてみぞおちを前に出す。

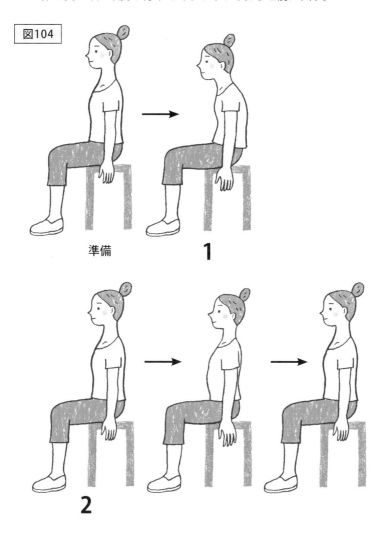

図104

準備　　　1

2

左右に転がす

1 右の座骨に重心を乗せて左の座骨を持ち上げ、上体を右にたわませる。

2 戻して、左の座骨に重心を乗せて右の座骨を持ち上げ、上体を左にたわませる。

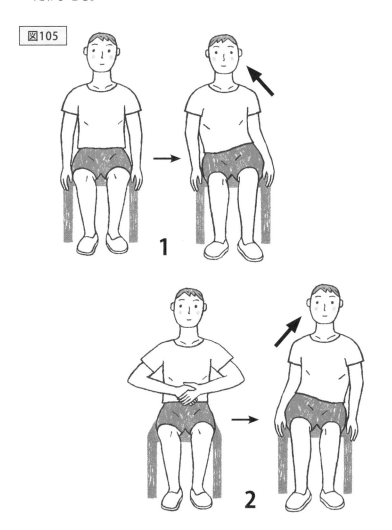

図105

逆腹式呼吸

《逆腹式呼吸の前に……》

　骨盤の前後の動きを確かめておこう。簡単な動きだが、これが理解できていると腹筋を使うコツがつかみやすくなる。

　イスに座って姿勢を正している時は、骨盤はやや前に傾いている。

　お尻を巻き込むようにして背中を丸めると、骨盤は後ろに傾く。

　この違いを動きの感覚でつかんでおこう。

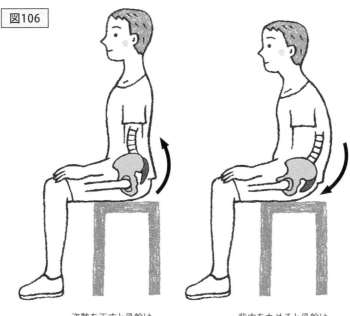

図106

姿勢を正すと骨盤は
前に傾いている。

背中を丸めると骨盤は
後ろに傾く。

準備▶おへそを中心に両手をお腹に置き、親指をみぞおちの下で屈曲
　　　線に重ねる。
1 軽く息を吐いてから、息を吸いながらみぞおちの下をへこませるよう
　　に親指で押さえ、下腹を出しておへそが斜め上に向くようにする。骨
　　盤は後傾する。（6拍）
2 背中を伸ばしながら、お腹を戻して息を吐く。骨盤は前傾する。（8
　　拍数）

図107

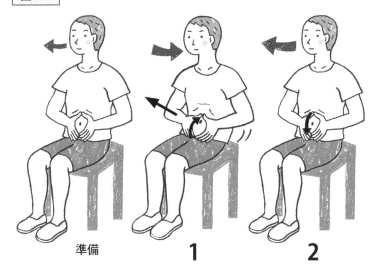

準備　　　　　**1**　　　　　**2**

【解説】
　息を吸う時に背中をやや丸めるとやりやすい。吐く時には背中
を伸ばす。息を吸う時にお腹を斜め上に向け下腹を出す。吐く
時はへこんだ上腹部が戻ってお腹が平らになる。

逆腹式呼吸がやり難い時は……

　逆腹式呼吸は意識的に行われないとできない。やり難いと感じる人は次の方法で段階的に練習しよう。

A　息を吐いてお腹のへこみを作る練習

　呼気と吸気を逆にして形を覚える練習である。

準備▶おへそを中心に両手をお腹に置き、親指をみぞおちの下で屈曲
　　　線に重ねる。

1　息を吐きながらみぞおちの下をへこませるように親指で押さえ、下腹
　　を出しておへそが斜め上に向くようにする。骨盤は後傾する。

2　息を吸いながらへこみを元に戻す。骨盤は前傾する。

図108

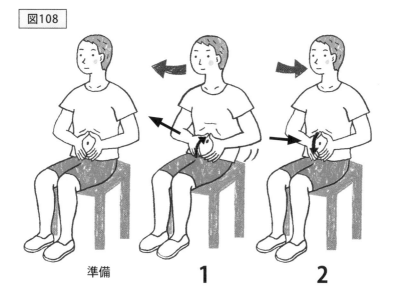

準備　　　　　**1**　　　　　**2**

B お腹にへこみを作ったままで呼吸する練習

準備▶おへそを中心に両手をお腹に置き、親指をみぞおちの下で重ねる。

1 息を吸いながらみぞおちの下をへこませるように親指で押さえ、下腹を出しておへそが斜め上に向くようにする。骨盤は後傾する。

2 そのままの形を保って、胸を主体にして吸う・吐くを繰り返す。（背中を少し丸めた方がやりやすい）

　このふたつの練習を繰り返すことで上腹部のへこみを作る感覚をつかむと、逆腹式呼吸が理解しやすくなる。Bの動作に、息を吐く時に背中を反らすことを追加すれば、逆腹式呼吸に移行することが可能だ。少しずつ練習を繰り返して、どの形でもスムーズな呼吸ができるようになって欲しい。

図109

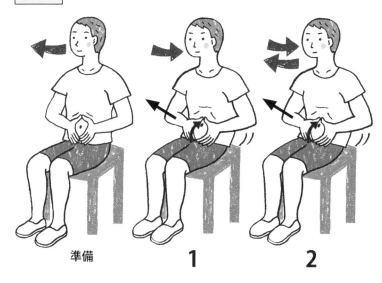

準備　　**1**　　**2**

3. 気を落ち着かせる呼吸法

　生活の節目、ストレス解消、集中力を必要とするスポーツの前、仕事を円滑にするためなどに。

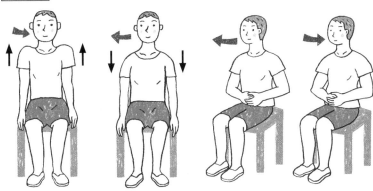

1 肩を上げて落とす。4回　　　**2** 腹式呼吸。4回

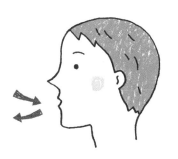

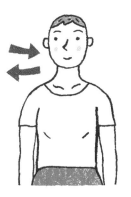

3 息を吸って口をすぼめ呼吸でゆっくり吐く。2回

4 自然呼吸

4. 活力を得る呼吸法

　瞬発力の必要なスポーツの前、仕事を始める時、元気を出したい時などに。

図111

1 背中の筋肉のストレッチ。4回

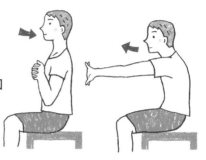

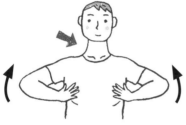

2 胸式呼吸。6回
息を吸う時に目を
見開くようにする。

3 体をひねる。左右各2回
斜め後ろを向くくらい体を
ひねり、息を吸う。
正面に戻しながら息を吐く。
反対も行う。

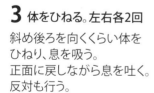

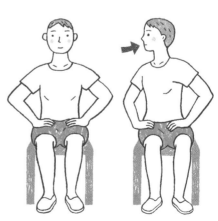

5. 冷え性克服呼吸法

特に女性に多い冷え性を克服する簡単な呼吸法。

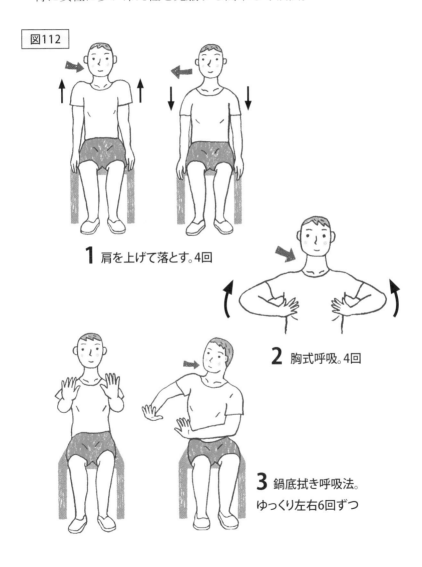

図112

1 肩を上げて落とす。4回

2 胸式呼吸。4回

3 鍋底拭き呼吸法。
ゆっくり左右6回ずつ

6. 便秘対策呼吸法

内臓を刺激して、胃腸の働きを活発にする呼吸法。

図113

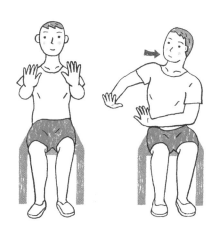

1 鍋底拭き呼吸法。ゆっくり左右6回ずつ

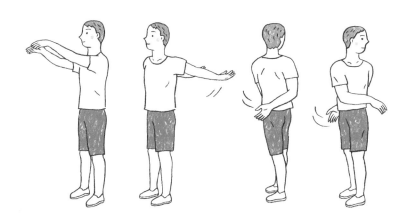

2 スワイショウ。2分

前後に振るスワイショウ、または回転のスワイショウ

7. 血圧コントロール呼吸法

高血圧の人、血流を改善したい人のためのプログラム。
一日二回は行いたい。

図114

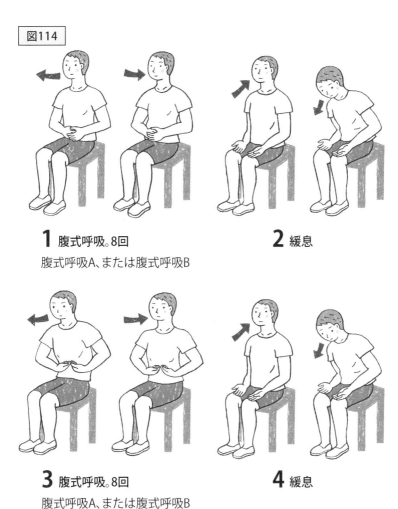

1 腹式呼吸。8回
腹式呼吸A、または腹式呼吸B

2 緩息

3 腹式呼吸。8回
腹式呼吸A、または腹式呼吸B

4 緩息

8. 週一回じっくり取り組む呼吸プログラム

　毎日運動を続けるのが難しいひとに…。週に一回じっくり取り
組んでほしい呼吸法プログラムです。

❶呼吸筋ストレッチ

図115

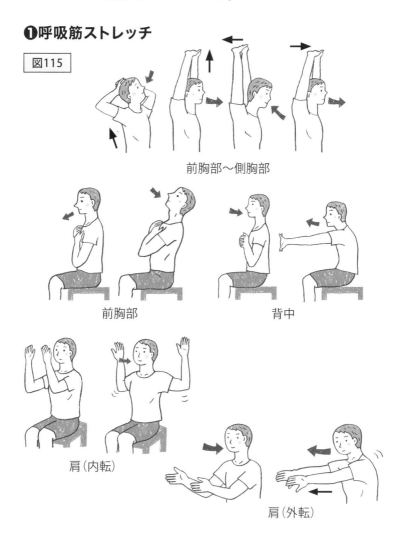

前胸部～側胸部

前胸部　　　　　　　　　背中

肩(内転)

肩(外転)

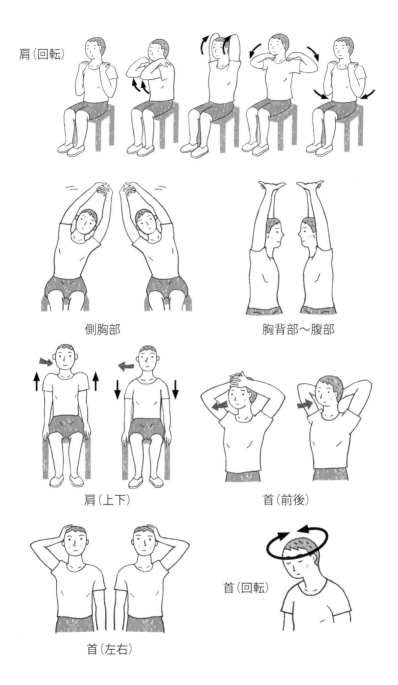

肩（回転）

側胸部

胸背部～腹部

肩（上下）

首（前後）

首（左右）

首（回転）

187

❷基本動作

図116

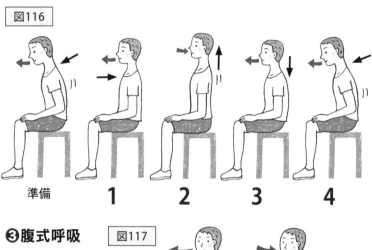

準備　**1**　**2**　**3**　**4**

❸腹式呼吸

図117

腹式呼吸A、
または腹式呼吸B

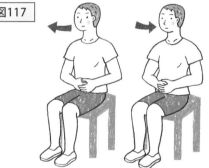

❹逆腹式呼吸

図118

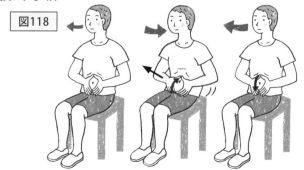

❺胸式呼吸

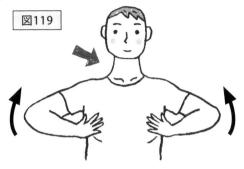

図119

❻スワイショウ

前後に振るスワイショウ、
または回転のスワイショウ

図120

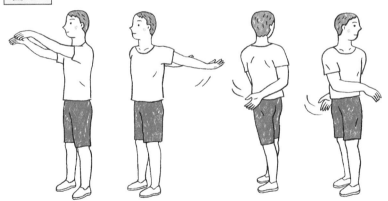

おわりに

　言うまでもないことですが、私たちの身体は生きている限り生命維持活動を続けます。心臓の鼓動、体温調節など自分の意思に関わらず行われる生理活動もあれば、食事や運動など意識でコントロールできる活動もあります。その中でも呼吸は自律神経によって意識と無意識の切り替えを文字どおり無意識のうちに行える生命維持活動。これは呼吸の最大の特徴と言えるかもしれません。

　心臓の動きや胃腸の消化活動は、力学的に身体動作と直接関わることはありませんが、呼吸に関わる筋はそのすべてが何らかの形で身体活動に関わります。言わば運動と呼吸は表裏一体。切っても切れない関係なのです。

　その点に鑑みると興味深い事実が浮かび上がります。身体の柔らかさと言うと関節可動域の大きさと捉えられがちですが、軟組織の柔軟性（お肌の張りとか）は加齢に直結します。言わば身体の弾力ですね。

　安静時呼吸では息を吸うときに無意識のうちに筋力を使って胸

郭を広げて息を吸い、吐くときは胸郭を広げるために使った筋力を緩めることで息を吐いています。吐息は体幹の弾力に頼っているわけです。ですから体幹の弾力が失われると努力して息を吐く必要に駆られます。これは病的な呼吸です。

　呼吸に関わる筋は姿勢維持や直立動作に重要な役割を持つ筋ばかりなので、運動器に障害があると呼吸にも影響が出ます。

　このように呼吸は身体の弾力や動作と緊密な関係にあり、呼吸に関わる筋を鍛えることは軟組織の活力維持や身体動作のクオリティ維持に直結することをご理解いただけると思います。私たちが死ぬまで付き合っていく呼吸という活動を有効利用していただくことで身体の活性を高めるチャンスが増える。呼吸法は誰にも有益で害のない健康法なのです。多くの人にぜひとも活用していただきたい。そんなことを願って本書を執筆しました。ひと息ひと息が活きている証しでもある呼吸。人生のクオリティアップにぜひご活用ください。

2023 年 9 月　共同執筆者　一同

マスクを外して深く呼吸しよう！

2023年9月29日　第1版第1刷発行

共同執筆　雨宮 隆太　橋 逸郎　海老 諭香
監修　　　楊 進
発行人　　池田哲雄
発行所　　株式会社ベースボール・マガジン社
　　　　　〒103-8482
　　　　　東京都中央区日本橋浜町2-61-9 TIE浜町ビル
　　　　　電話 03-5643-3930（販売部）
　　　　　　　 03-5643-3885（出版部）
　　　　　振替 00180-6-46620
　　　　　https://www.bbm-japan.com/

印刷・製本　大日本印刷株式会社